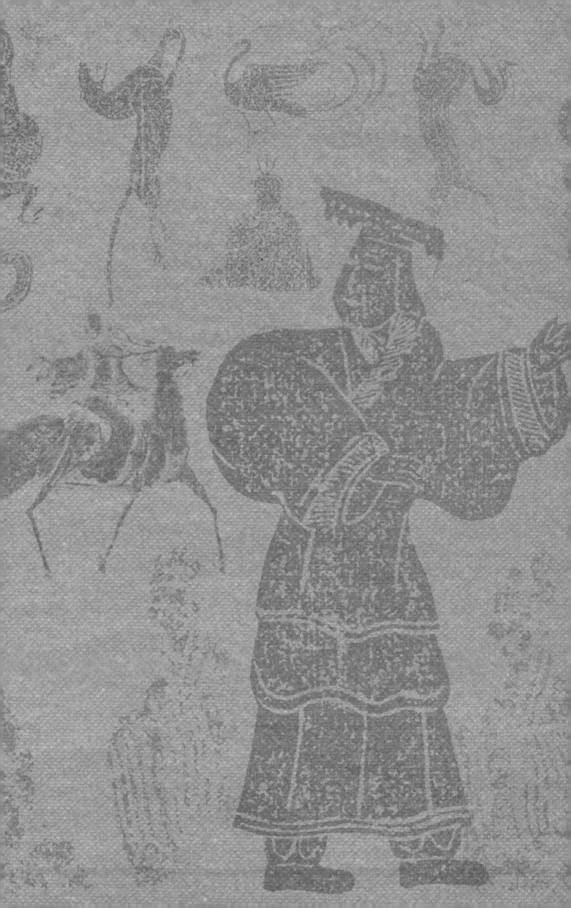

中国古医籍整理丛书

山田正珍医书二种

[日] 山田正珍　著

张雪丹　张如青　校注

中国中医药出版社
·北京·

图书在版编目（CIP）数据

山田正珍医书二种/（日）山田正珍著；张雪丹，张如青校注．—北京：中国中医药出版社，2016.12
（中国古医籍整理丛书）
ISBN 978 - 7 - 5132 - 3753 - 6

Ⅰ.①山…　Ⅱ.①山…　②张…　③张…　Ⅲ.①方书 - 汇编 - 日本　Ⅳ.①R289.2

中国版本图书馆 CIP 数据核字（2016）第 264387 号

中 国 中 医 药 出 版 社 出 版
北京市朝阳区北三环东路 28 号易亨大厦 16 层
邮政编码　100013
传真　010 64405750
保定市中画美凯印刷有限公司印刷
各地新华书店经销

*

开本 710×1000　1/16　印张 6.5　字数 35 千字
2016 年 12 月第 1 版　2016 年 12 月第 1 次印刷
书　号　ISBN 978 - 7 - 5132 - 3753 - 6

*

定价　20.00 元
网址　www.cptcm.com

社长热线　010 64405720
购书热线　010 64065415　010 64065413
微信服务号　zgzyycbs
书店网址　csln. net/qksd/
官方微博　http://e. weibo. com/cptcm
淘宝天猫网址　http://zgzyycbs. tmall. com

国家中医药管理局
中医药古籍保护与利用能力建设项目
组织工作委员会

项目专家组

顾　问　马继兴　张灿玾　李经纬

组　长　余瀛鳌

成　员　李致忠　钱超尘　段逸山　严世芸　鲁兆麟
　　　　郑金生　林端宜　欧阳兵　高文柱　柳长华
　　　　王振国　王旭东　崔　蒙　严季澜　黄龙祥
　　　　陈勇毅　张志清

项目办公室（组织工作委员会办公室）

主　任　王振国　王思成

副主任　王振宇　刘群峰　陈榕虎　杨振宁　朱毓梅
　　　　刘更生　华中健

成　员　陈丽娜　邱　岳　王　庆　王　鹏　王春燕
　　　　郭瑞华　宋咏梅　周　扬　范　磊　张永泰
　　　　罗海鹰　王　爽　王　捷　贺晓路　熊智波

秘　书　张丰聪

前 言

　　中医药古籍是传承中华优秀文化的重要载体，也是中医学
传承数千年的知识宝库，凝聚着中华民族特有的精神价值、思
维方法、生命理论和医疗经验，不仅对于传承中医学术具有重
要的历史价值，更是现代中医药科技创新和学术进步的源头和
根基。保护和利用好中医药古籍，是弘扬中国优秀传统文化、
传承中医学术的必由之路，事关中医药事业发展全局。

　　1949年以来，在政府的大力支持和推动下，开展了系统的
中医药古籍整理研究。1958年，国务院科学规划委员会古籍整
理出版规划小组在北京成立，负责指导全国的古籍整理出版工
作。1982年，国务院古籍整理出版规划小组召开全国古籍整理
出版规划会议，制定了《古籍整理出版规划（1982—1990）》，
卫生部先后下达了两批200余种中医古籍整理任务，掀起了中
医古籍整理研究的新高潮，对中医文化与学术的弘扬、传承和
发展，发挥了极其重要的作用，产生了不可估量的深远影响。

　　2007年《国务院办公厅关于进一步加强古籍保护工作的意
见》明确提出进一步加强古籍整理、出版和研究利用，以及

"保护为主、抢救第一、合理利用、加强管理"的方针。2009年《国务院关于扶持和促进中医药事业发展的若干意见》指出，要"开展中医药古籍普查登记，建立综合信息数据库和珍贵古籍名录，加强整理、出版、研究和利用"。《中医药创新发展规划纲要（2006—2020）》强调继承与创新并重，推动中医药传承与创新发展。

2003~2010年，国家财政多次立项支持中国中医科学院开展针对性中医药古籍抢救保护工作，在中国中医科学院图书馆设立全国唯一的行业古籍保护中心，影印抢救濒危珍本、孤本中医古籍1640余种；整理发布《中国中医古籍总目》；遴选351种孤本收入《中医古籍孤本大全》影印出版；开展了海外中医古籍目录调研和孤本回归工作，收集了11个国家和2个地区137个图书馆的240余种书目，基本摸清流失海外的中医古籍现状，确定国内失传的中医药古籍共有220种，复制出版海外所藏中医药古籍133种。2010年，国家财政部、国家中医药管理局设立"中医药古籍保护与利用能力建设项目"，资助整理400余种中医药古籍，并着眼于加强中医药古籍保护和研究机构建设，培养中医古籍整理研究的后备人才，全面提高中医药古籍保护与利用能力。

在此，国家中医药管理局成立了中医药古籍保护和利用专家组和项目办公室，专家组负责项目指导、咨询、质量把关，项目办公室负责实施过程的统筹协调。专家组成员对古籍整理研究具有丰富的经验，有的专家从事古籍整理研究长达70余年，深知中医药古籍整理研究的重要性、艰巨性与复杂性，履行职责认真务实。专家组从书目确定、版本选择、点校、注释等各方面，为项目实施提供了强有力的专业指导。老一辈专家的学术水平和智慧，是项目成功的重要保证。项目承担单位山东中医药大学、南京中医药大学、上海中医药大学、福建中医药大学、浙江省中医药研究院、陕西省中医药研究院、河南省中医药研究院、辽宁中医药大学、成都中医药大学及所在省市中医药管理部门精心组织，充分发挥区域间互补协作的优势，并得到承担项目出版工作的中国中医药出版社大力配合，全面推进中医药古籍保护与利用网络体系的构建和人才队伍建设，使一批有志于中医学术传承与古籍整理工作的人才凝聚在一起，研究队伍日益壮大，研究水平不断提高。

本着"抢救、保护、发掘、利用"的理念，该项目重点选择近60年未曾出版的重要古医籍，综合考虑所选古籍的保护价值、学术价值和实用价值。400余种中医药古籍涵盖了医经、基础理论、诊法、伤寒金匮、温病、本草、方书、内科、外科、女科、儿科、伤科、眼科、咽喉口齿、针灸推拿、养生、医案医话医论、医史、临证综合等门类，跨越唐、宋、金元、明以迄清末。全部古籍均按照项目办公室组织完成的行业标准《中医古籍整理规范》及《中医药古籍整理细则》进行整理校注，绝大多数中医药古籍是第一次校注出版，一批孤本、稿本、抄本更是首次整理面世。对一些重要学术问题的研究成果，则集中收录于各书的"校注说明"或"校注后记"中。

"既出书又出人"是本项目追求的目标。近年来，中医药古籍整理工作形势严峻，老一辈逐渐退出，新一代普遍存在整理研究古籍的经验不足、专业思想不坚定等问题，使中医古籍整理面临人才流失严重、青黄不接的局面。通过本项目实施，搭建平台，完善机制，培养队伍，提升能力，经过近5年的建设，锻炼了一批优秀人才，老中青三代齐聚一堂，有效地稳定了研究队伍，为中医药古籍整理工作的开展和中医文化与学术的传承提供必备的知识和人才储备。

本项目的实施与《中国古医籍整理丛书》的出版，对于加强中医药古籍文献研究队伍建设、建立古籍研究平台，提高古籍整理水平均具有积极的推动作用，对弘扬我国优秀传统文化，推进中医药继承创新，进一步发挥中医药服务民众的养生保健与防病治病作用将产生深远影响。

第九届、第十届全国人大常委会副委员长许嘉璐先生，国家卫生计生委副主任、国家中医药管理局局长、中华中医药学会会长王国强先生，我国著名医史文献专家、中国中医科学院马继兴先生在百忙之中为丛书作序，我们深表敬意和感谢。

由于参与校注整理工作的人员较多，水平不一，诸多方面尚未臻完善，希望专家、读者不吝赐教。

国家中医药管理局中医药古籍保护与利用能力建设项目办公室

二〇一四年十二月

许 序

　　"中医"之名立，迄今不逾百年，所以冠以"中"字者，以别于"洋"与"西"也。慎思之，明辨之，斯名之出，无奈耳，或亦时人不甘泯没而特标其犹在之举也。

　　前此，祖传医术（今世方称为"学"）绵延数千载，救民无数；华夏屡遭时疫，皆仰之以度困厄。中华民族之未如印第安遭染殖民者所携疾病而族灭者，中医之功也。

　　医兴则国兴，国强则医强。百年运衰，岂但国土肢解，五千年文明亦不得全，非遭泯灭，即蒙冤扭曲。西方医学以其捷便速效，始则为传教之利器，继则以"科学"之冕畅行于中华。中医虽为内外所夹击，斥之为蒙昧，为伪医，然四亿同胞衣食不保，得获西医之益者甚寡，中医犹为人民之所赖。虽然，中国医学日益陵替，乃不可免，势使之然也。呜呼！覆巢之下安有完卵？

　　嗣后，国家新生，中医旋即得以重振，与西医并举，探寻结合之路。今也，中华诸多文化，自民俗、礼仪、工艺、戏曲、历史、文学，以至伦理、信仰，皆渐复起，中国医学之兴乃属必然。

迄今中医犹为国家医疗系统之辅，城市尤甚。何哉？盖一则西医赖声、光、电技术而于20世纪发展极速，中医则难见其进。二则国人惊羡西医之"立竿见影"，遂以为其事事胜于中医。然西医已自觉将入绝境：其若干医法正负效应相若，甚或负远逾于正；研究医理者，渐知人乃一整体，心、身非如中世纪所认定为二对立物，且人体亦非宇宙之中心，仅为其一小单位，与宇宙万象万物息息相关。认识至此，其已向中国医学之理念"靠拢"矣，虽彼未必知中国医学何如也。唯其不知中国医理何如，纯由其实践而有所悟，益以证中国之认识人体不为伪，亦不为玄虚。然国人知此趋向者，几人？

国医欲再现宋明清高峰，成国中主流医学，则一须继承，一须创新。继承则必深研原典，激清汰浊，复吸纳西医及我藏、蒙、维、回、苗、彝诸民族医术之精华；创新之道，在于今之科技，既用其器，亦参照其道，反思己之医理，审问之，笃行之，深化之，普及之，于普及中认知人体及环境古今之异，以建成当代国医理论。欲达于斯境，或需百年欤？予恐西医既已醒悟，若加力吸收中医精粹，促中医西医深度结合，形成21世纪之新医学，届时"制高点"将在何方？国人于此转折之机，能不忧虑而奋力乎？

予所谓深研之原典，非指一二习见之书、千古权威之作；就医界整体言之，所传所承自应为医籍之全部。盖后世名医所著，乃其秉诸前人所述，总结终生行医用药经验所得，自当已成今世、后世之要籍。

盛世修典，信然。盖典籍得修，方可言传言承。虽前此50余载已启医籍整理、出版之役，惜旋即中辍。阅20载再兴整理、出版之潮，世所罕见之要籍千余部陆续问世，洋洋大观。

今复有"中医药古籍保护与利用能力建设"之工程，集九省市专家，历经五载，董理出版自唐迄清医籍，都400余种，凡中医之基础医理、伤寒、温病及各科诊治、医案医话、推拿本草，俱涵盖之。

噫！璐既知此，能不胜其悦乎？汇集刻印医籍，自古有之，然孰与今世之盛且精也！自今而后，中国医家及患者，得览斯典，当于前人益敬而畏之矣。中华民族之屡经灾难而益蕃，乃至未来之永续，端赖之也，自今以往岂可不后出转精乎？典籍既蜂出矣，余则有望于来者。

谨序。

第九届、十届全国人大常委会副委员长

许嘉璐

二〇一四年冬

王 序

中医学是中华民族在长期生产生活实践中，在与疾病作斗争中逐步形成并不断丰富发展的医学科学，是中国古代科学的瑰宝，为中华民族的繁衍昌盛作出了巨大贡献，对世界文明进步产生了积极影响。时至今日，中医学作为我国医学的特色和重要医药卫生资源，与西医学相互补充、相互促进、协调发展，共同担负着维护和促进人民健康的任务，已成为我国医药卫生事业的重要特征和显著优势。

中医药古籍在存世的中华古籍中占有相当重要的比重，不仅是中医学术传承数千年最为重要的知识载体，也是中医为中华民族繁衍昌盛发挥重要作用的历史见证。中医药典籍不仅承载着中医的学术经验，而且蕴含着中华民族优秀的思想文化，凝聚着中华民族的聪明智慧，是祖先留给我们的宝贵物质财富和精神财富。加强对中医药古籍的保护与利用，既是中医学发展的需要，也是传承中华文化的迫切要求，更是历史赋予我们的责任。

2010 年，国家中医药管理局启动了中医药古籍保护与利用能力建设项目。这既是传承中医药的重要工程，也是弘扬优秀民族文化的重要举措，不仅能够全面推进中医药的有效继承和创新发展，为维护人民健康做出贡献，也能够彰显中华民族的璀璨文化，为实现中华民族伟大复兴的中国梦作出贡献。

相信这项工作一定能造福当今，嘉惠后世，福泽绵长。

国家卫生和计划生育委员会副主任

国家中医药管理局局长

中华中医药学会会长

王国强

二〇一四年十二月

马 序

新中国成立以来，党和国家高度重视中医药事业发展，重视古籍的保护、整理和研究工作。自 1958 年始，国务院先后成立了三届古籍整理出版规划小组，分别由齐燕铭、李一氓、匡亚明担任组长，主持制订了《整理和出版古籍十年规划（1962—1972）》《古籍整理出版规划（1982—1990）》《中国古籍整理出版十年规划和"八五"计划（1991—2000）》等，而第三次规划中医药古籍整理即纳入其中。1982 年 9 月，卫生部下发《1982—1990 年中医古籍整理出版规划》，1983 年 1 月，中医古籍整理出版办公室正式成立，保证了中医古籍整理出版规划的实施。2002 年 2 月，《国家古籍整理出版"十五"（2001—2005）重点规划》经新闻出版署和全国古籍整理出版规划领导小组批准，颁布实施。其后，又陆续制定了国家古籍整理出版"十一五"和"十二五"重点规划。国家财政多次立项支持中国中医科学院开展针对性中医药古籍抢救保护工作，文化部在中国中医科学院图书馆专门设立全国唯一的行业古籍保护中心，国家先后投入中医药古籍保护专项经费超过 3000 万元，影印抢救濒危珍、善、孤本中医古籍 1640 余种，开展了海外中医古籍目录调研和孤本回归工作。2010 年，国家财政部、国家中医药管理局安排国家公共卫生专项资金，设立了"中医药古籍保护与利用能力建设项目"，这是继 1982~1986 年第一批、第二批重要中医药古籍整理之后的又一次大规模古籍整理工程，重点整理新中国成立后未曾出版的重要古籍，目标是形成并普及规范的通行本、传世本。

为保证项目的顺利实施，项目组特别成立了专家组，承担咨询和技术指导，以及古籍出版之前的审定工作。专家组中的许多成员虽逾古稀之年，但老骥伏枥，孜孜不倦，不仅对项目进行宏观指导和质量把关，更重要的是通过古籍整理，以老带新，言传身教，培养一批中医药古籍整理研究的后备人才，促进了中医药古籍保护和研究机构建设，全面提升了我国中医药古籍保护与利用能力。

作为项目组顾问之一，我深感中医药古籍保护、抢救与整理工作的重要性和紧迫性，也深知传承中医药古籍整理经验任重而道远。令人欣慰的是，在项目实施过程中，我看到了老中青三代的紧密衔接，看到了大家的坚持和努力，看到了年轻一代的成长。相信中医药古籍整理工作的将来会越来越好，中医药学的发展会越来越好。

欣喜之余，以是为序。

中国中医科学院研究员

马继兴

二〇一四年十二月

校注说明

一、山田正珍与《伤寒考》《桑韩笔语》

山田正珍，日本德川中世时期著名儒医，生于宽延二年（1749），卒于天明七年（1787）。姓菅，氏山田，名正珍，字玄同，又字宗俊，号图南，故又称图南菅公，其书斋名杏花园，故其又号杏花园主。山田正珍为江户幕府医官麒屿正朝之孙、宗圆正熙之子，家传藏书万卷，其人"少年才学优长，特达轩岐之道，兼明本草之学"，"韩人每见图南，赞其颖脱敏捷，以奇童称焉"。山田正珍尤其热衷于对《伤寒论》的研究，曾在江户医学馆从事《伤寒论》讲授，对方有执所注《伤寒论》多有不同见解，与中西深斋并被日本学界誉为"以批判态度来审视《伤寒论》"的学者。后因肺疾逝世，年仅39岁。著作有《伤寒论集成》《金匮要略集成》《伤寒考》《天命辨》《权量拨乱》《新论》《败鼓录》《桑韩笔语》等多种。

《伤寒考》一卷，为《伤寒论》考释之作，记载著者研究《伤寒论》心得四十五则，内容大体可分为文献考订、临证应用两部分。文献考订部分常以《玉函经》为他校本，考订序言之真伪、卷次之分合、文字之脱衍、版本之优劣、疾病之归章、剂量之增减、方名之源流等。如考证"写心汤"之名，言"写心"之写，"即输写、陈写之写，非补泻之泻也。"并引《思旧赋》、张华、陶潜等诗句以论证。而临证应用部分主要分析《伤寒论》六经之医理、方药之运用，认为六经各有主药，不必拘泥一方。文中亦有对日本医家中西惟忠《伤寒名数解》部分内容的批判，如其批判惟忠"伤寒有万病，万病有伤寒"之论，认为"伤寒之为病，或寒或热，忽表忽里，固不可与杂病同日而论，故特设六经以辨其浅深、缓急。乃欲以统万病，不亦左乎?"体现了著者虽推崇《伤寒论》，但仍保持客观的研究态度。又山田正珍以《后汉书》《三国志》并不载仲景事，故于书末集仲景事迹。

《桑韩笔语》一卷，撰于日本宝历十四年（1764），本书是在朝鲜通信使团出使日本的背景下，记录山田正珍与朝鲜通信使团中众人的唱和笔谈活动，涉及医学、文学、民俗、宗教等多方面内容。山田正珍在二月二十三日至三月八日之间前往通信使下榻的鸿胪馆十二次，与使团制述馆、良医、医员、书记、小童等进行笔谈，采用问为"禀"、答为"复"的形式，讨论了诸多问题，共汇为百余条笔谈记录。其中医学内容主要包括基础理论、本草方药、病证诊疗及医事活动等多方面，如山田正珍认为医者应亲自采药、通识药物，并就此观点与通信团众人互动辩论。从这些医学笔谈资料中可大略了解当时日韩两国的医药学交流情况，亦从一个侧面反映了当时年仅十六岁的山田正珍不仅具有较高的医学造诣，且聪慧敏达、博闻强记，以及不经意中流露出的少年执着好胜的天性。

二、版本情况

《伤寒考》，《中国中医古籍总目》载其版本四种：

1. 日本永安八年己亥（1779）刻本（下简称"尚古堂本"）

2. 日本文政九年丙戌（1826）青藜阁刻本（下简称"青藜阁本"）

3. 清抄本

4. 据安永八年尚古堂藏板抄本（下简称"据尚古堂抄本"）

通过对此四种版本调查，其中"尚古堂本"刊刻最早，内容较为完整。"青藜阁本"是"尚古堂本"之翻刻本，除将"尚古堂本"首页"尚古堂藏版"改为"书林青藜阁"、书末增书肆名外，版式、内容、字体与"尚古堂本"基本一致，偶有脱漏句子现象。"清抄本"因所藏图书馆修缮而目前无法查阅。"据尚古堂抄本"成书年代不详，内容、版式与"尚古堂本"基本一致，正文首页有"国立北平研究院生物系藏书印"。通过以上信息可知，《伤寒考》版本情况较为简单，即以"尚古堂本"为祖本，其他版本均翻刻或抄录"尚古堂本"，皆为同一种版本系统。经过综合比较分析，本次整理以"尚古堂本"为底本，"青藜阁本"、"据尚古堂抄本"为校本进行校注整理。

《桑韩笔语》，《中国中医古籍总目》未载此书版本情况。通过版本调研，得知本书仅存稿本一部，撰于 1764 年。此稿本现藏于日本京都大学富士川文库，扉页有"富士川游寄赠"印章，正文首页有"富士川家藏本"等六枚印章。本书即以此稿本为底本进行校注整理。

三、校注整理原则与方法

1. 本次整理采用规范简化字、现代标点（GB/T15834 - 1995《标点符号用法》）。

2. 底本与校本虚词互异，无关宏旨者，不出注。

3. 原书中的小字注文，以小字排于正文后，不另出注。

4. 凡底本中因笔误的明显错别字，予以径改，不出注。

5. 凡原文中的异体字、避讳字、古体字、俗写字，径改为规范字，一般不出注。如"纔"—"才""暎"—"映""穉"—"稚""亝"—"承"等。

6. 通假字予以保留，出注释，并酌情出书证。

7. 凡原书中模糊不清、难以辨识的文字，以虚阙号"□"按所脱字数补入，并出校记。

8. 生僻字词，加以简要注音释义。注音采用汉语拼音加直音法，用括号标注于所注字词后。释义简明扼要，言必有据，一般不出书证。一些歧义字词或典故，则加以书证。

9. 原文中医术语、病名、中药名中的不规范用字，径改为规范字，一般不出注。

10. 原卷首有"东都官医山田正珍宗俊编　门人于林宪章子文校"以及卷末等语删去。"与学士主仆笔语"辨识困难，故删去。

11. 《桑韩笔语》中序文辨识，得到了山东中医药大学马传江教授、王振国教授、刘更生教授的大力支持，在此表示感谢。

总目录

伤　寒　考

序 一

古昔邈矣，不可得而考矣乎？道无今古，可得而考矣乎？盖考①其可考，而不考其不可考者，其为②得之乎？图南先生著《伤寒考》，意其在斯乎？尝称医之为道，外张长沙而无有焉。强立不反③，勃焉④自奋，陶铸镕冶，日精一日云。初⑤茂造⑥先生之所也，一见乃称孺子可教也。授以斯编，受而读之，则《伤寒》诸经传。凡涉强解者，采而穷讨之，剖析无余，实是方脉家之奥牒，其岂独可藏⑦以为一帐秘物哉！因乃请梓，先生不可，曰：已矣已矣，非吾之志也。且夫方脉之为物，征诸书而识于人，非曲尽其妙，则不可谓医也。若徒屑屑⑧于乘上之言者，岂足与谋乎？已矣已矣！然⑨吾之志也未几傍人或即举其说鬻⑩之

① 盖考：二字原阙，据青藜阁本补。
② 为：原阙，据青藜阁本补。
③ 强立不反：遇事能明辨不疑。《礼记·学记》："知类通达，强立而不反，谓之大成。"
④ 勃焉：迅速。《新唐书》："禹、汤罪己，其兴也勃焉；桀、纣罪人，其亡也忽焉。"
⑤ 初：先前。
⑥ 造：造访，拜访。
⑦ 藏：原阙，据青藜阁本补。
⑧ 屑屑：琐碎，猥琐。
⑨ 然：原阙，据青藜阁本补。
⑩ 鬻（yù 玉）：卖。

于吴门者，先生雅量所容，固虽不足介于意，然门人小子
不得为之不慊①焉。因今又不及请，遂董②梓事③以公诸四
方。先生他所著若《续考》《外考》犹未脱稿，于其成也，
亦将谋嗣④出。

安永己亥⑤冬至之日

越前大野　侍医　雨森荣茂⑥宗益谨撰

---

① 慊（qiè 窃）：满足。
② 董：监督管理。
③ 梓事：刊梓事务。
④ 嗣（sì 四）：接续。
⑤ 安永己亥：1779 年。安永为日本年号。
⑥ 茂：原阙，据青藜阁本补。

序 二

　　盖医家难解者，张长沙《伤寒论》为最，不啻①其文简，其旨深。后人撰次②又③不纯粹④，一薰一莸间亦有臭⑤，是以历代诸注家论说不同，谁之适从，要人非易牙，安能辨淄渑乎⑥？吾邦近世辈主《伤寒论》者不征⑦于古，唯臆是度，则难解者或反其所好者，概以非仲景，乃视王叔和犹奴隶然，是亦以我为仲景氏耳，而夷考⑧其所为技术不掩，不亦夜郎王南面⑨乎？图南山田君有所论著，名曰《伤寒考》，门人梓之，可谓读《伤寒论》者之阶梯矣，

　　① 不啻（chì 赤）：不止。
　　② 撰次：编集、编纂。
　　③ 又：原阙，据青藜阁本补。
　　④ 纯粹：纯正不杂，精纯完美。《周易·乾卦》："纯粹精也。"孔颖达疏："纯粹不杂。"
　　⑤ 一薰（xūn 勋）一莸（yóu 尤）间亦有臭：薰莸混在一起，只闻到臭闻不到香。比喻好常被恶所掩盖。语本《左传·僖公四年》："一薰一莸，十年尚犹有臭。"杜预注："薰，香草；莸，臭草。"
　　⑥ 要人非易牙，安能辨淄渑乎：指可以分辨好坏对错。借用皇甫谧《玄晏春秋》"易牙别淄渑"之语。
　　⑦ 征：寻求。
　　⑧ 夷：句首语气词。
　　⑨ 夜郎王南面：化裁"夜郎自大"，比喻骄傲无知，肤浅自负或盲目自大之徒。

由是升堂入室，则亦在其人欤。明于医何知？乃述所闻，
以应其请。

安永己亥仲冬　宫田明①叙

---

①　宫田明：名明（1718－1783），通称三右卫门，字子亮，号迂斋、金
峰。大和郡山人，太宰春台弟子。

伤寒考

余尝读仲景氏书，观其立法之意，循循然莫不有规矩。说补不偏乎补，说泻不偏①乎泻，曲尽机变之妙以极其源。其文简而达，其法约而中。苟能熟之，则不眩于疾病之多，无憾于法方之少。其为后世虑者，可谓详且备矣。

独啸庵②《漫游杂记》曰："从事于古医方者，其人势利不集于心，则亦未必多读书，枕一《伤寒论》足矣。"又曰："世医动谓：'《伤寒论》治外邪，天下无加焉，至于杂病未必然。'噫呼卑卑③哉！夫伤寒有万病，万病有伤寒。回互参究，始可治伤寒，始可治万病。况一握骊珠④于古医方中，则《千金》《外台》、宋元辽明之琐言家说皆为我使用，犹正统一归，则九夷八蛮悉受其正朔⑤也。"

---

① 偏：原阙，据早稻田本补。

② 独啸庵：即永富独啸庵（1732～1766），名凤介，字朝阳，日本长门人，汉方医家。著有《漫游杂记》《吐方考》等。

③ 卑卑：平庸。

④ 骊（lí离）珠：传说中出于骊龙颌下的宝珠。此处喻古医方中珍贵的医药内容。

⑤ 正朔：帝王新颁的历法。古代帝王易姓受命，必改正朔。《礼记·大传》孔颖达疏："改正朔者，正，谓年始；朔，谓月初。言王者得政示从我始，改故用新。"此喻指法规、规矩。

平安①有中西惟忠②者，著《伤寒名数解》五卷，多所驳正③，然不免间有纰缪④，宜择而从焉。

《论》曰："病有发热恶寒者，发于阳也。无热恶寒者，发于阴也。"此章《伤寒》全编大纲领，所以定三阴三阳之位，辨寒热虚实之分也。盖外邪初证有发热恶寒者，有无热恶寒者，夫邪者一而已矣。人受之而生病，或为发热恶寒之阳证，或为无热恶寒之阴证者，何也？以人之脏腑形体素有寒热虚实之异，所受之邪每从其寒热虚实而化尔。故外邪初证，发热而恶寒者，邪气从实而化之热证。其无热而恶寒者，邪气从虚而化之寒证也。阴阳二字，指其人固有之寒热虚实言之。发于阳，太阳是也；发于阴，少阴是也。太阳者，三阳之始；少阴者，三阴之始。寒热虽异，为始则同，故置"发"字以示病发之始已⑤。

《医宗金鉴》曰："六气之感人虽同，人受之而生病各有异者，何也？盖以人之形有厚薄，气有盛衰，脏有寒热，所受之邪每从其人之脏气而化，故生病各异也。是以或从虚化，或从实化，或从寒化，或从热化。譬诸水火，

---

① 平安：即日本平安时代。

② 中西惟忠：即中西深斋（1724－1803），日本平安时代汉方医家，著有《伤寒名数解》《伤寒论辨正》。

③ 驳正：纠正错误。

④ 纰缪：因疏忽而引起的错误。

⑤ 已：罢了。

水盛则火灭，火盛则水耗，物盛从化，理固然也。"①

《伤寒论》六经之目，虽取诸《素问》，非以经络言也，假以配表里、脉证已。故及观其全论，无一言及经络者。孟轲氏有言"大匠不为拙工改废绳墨"，是之谓乎！

仲景氏设三阴三阳以统表里、脉证者，盖据于《素问·热论》也。然其所论大不同矣。尝详考之：其所谓"一日巨阳受之，头项痛，腰脊强"者，便仲景麻黄汤之证，其"二日阳明受之，身热目疼而鼻干不得卧"者，便仲景大青龙汤之证，二证虽有轻重，俱是表证也。身热即发热，不得卧即烦躁，目疼即身疼之剧者，鼻干即不汗出之候，并属大青龙汤证。其"三日少阳受之，胸胁痛而耳聋"者，便仲景小柴胡汤之证，半表半里者也。其"四日太阴受之"以下三阴之证，虽或腹满而嗌干，或口燥舌干而渴，或烦满而囊缩，均是仲景大承气汤之证，虽有浅深，其为里证则一也。故其治之之法，三阳可汗而已，三阴可泄而已，汗下之外无别有治法也。乃②虽汗下异治哉，皆是发于实热之病，故仲景约而统之三阳，而于三阴则别论发于虚寒之病，以从阴阳正名。若不如斯，则发于虚寒之病无所统属也。故三阴三阳之次序在《素问》则可也，在于《伤寒论》则不合也。《素问》三阴病即为《伤寒论》阳明病说，既见

① 六气之……理固然也：语自《医宗金鉴·订正伤寒论注·辨太阴病脉证并治全篇》。

② 乃：此。

《医经解惑论》①。

《伤寒论》六经次序，以邪气浅深缓急言之，则三阳当始于太阳、中于少阳、终于阳明，三阴当始于少阴、中于太阴、终于厥阴。何者？太阳表也，阳明里也，少阳半表半里也，此少阳当在阳明之前也。少阴者浅而缓，太阴者深而急，厥阴者至深而至急。故论曰："无热恶寒者，发于阴也。"又曰："少阴之为病，脉微细，但欲寐也。"又曰："少阴病得之二三日，麻黄附子甘草汤微发汗。"又曰："少阴病始得之，反发热脉沉者，麻黄附子细辛汤主之。"合而观之，少阴为阴证之初，明矣。其曰反发热者，盖对无热恶寒发于阴言之，云"发于阴"，云"但欲寐"，云"始得之"，云"二三日"，云"微发汗"，皆指浅证之辞也，故三阴当以少阴为始，太阴为中，厥阴为终。按《论》曰"太阴之为病"云云，"自利益甚"，盖受少阴之自利未甚言之。若以太阴为阴证，初则如一"益"字何？而今论中六经次序，一依《素问》之旧不改者何欤？曰：仲景虽既约《素问》之六经统诸三阳，然而太阳头项痛、腰脊强与少阳胸胁痛而耳聋，皆合《素问》之旧，而六经次序亦古来相传之定说，不可移易者也，故姑从《素问》之旧而编次之，备论②传变于其中，使学者思而得焉而已。《素问》

---

① 医经解惑论：日本医家内藤希哲撰，成书于日本享保十六年（1731）。

② 备论：详细论述。

三阴病乃传经之热证，仲景名曰"阳明病"者是也。《伤寒论》三阴病乃直中之寒证，所谓无热恶寒发于阴者是也，若是自三阳所传，岂云发于阴邪？

《伤寒论》太阴篇桂枝加大黄汤证，少阴篇大承气汤证，厥阴篇白虎汤证、瓜蒂散证，并非三阴本证，但以其见证相同，强属三阴耳。又如太阴病脉浮，此太阴而兼太阳者也。如少阴病吐利、手足厥冷、烦躁欲死者，此少阴而兼厥阴者也。如少阴病二三日不已，至四五日腹痛者，此少阴而兼太阴者也。他可类推矣。

《伤寒论》三阴诸证，虽非自三阳传入者，然如云"伤寒医下之，续得下利清谷不止、身疼痛"，或"下利、腹胀满、身体疼痛"，或"少阴病反发热"，皆三阴病而兼太阳证者也，故说者或以此证为自三阳传入，犹带太阳之证。殊不知此是表热里寒之合病，不则误治之所致，决非自三阳传入而然矣。故阴病而兼太阳证则有之，兼少阳、阳明证则未有之也，岂非确乎明征①乎！

阳病变为阴病者，皆因误治所致，如桂枝人参汤、赤石脂禹余粮汤证是也，非阳邪自入于里变为阴病也。

六经之证，约而言之，则热之浅者为太阳病，热之稍深者为少阳病，热之至深者为阳明病，寒之浅者为少阴病，寒之稍深者为太阴病，寒之至深者为厥阴病。浅深即

① 明征：明显的征验。

表里，指皮肤、脏腑而言。六经惟为外邪而设，不可以统万病也。中西惟忠乃欲以统万病，其言曰："夫疾病之于变，虽千状万态不可得而穷极乎，靡不惟三阴三阳之统焉。"又曰："夫仲景氏之统脉证也，惟是三阴三阳而已，已而千状万态，莫所不尽焉。是以不外于奔豚、结胸、火逆、水逆、发黄、蛔厥等，岂惟痉、湿、暍之别论哉！痉、湿、暍本自在于太阳篇者彰彰乎明哉！"方有执曰"凡病无不属六经者"，言病称六经，古意原来如此，惟忠说盖有所本矣。恶是何言也，果如斯说乎？积聚、疝瘕、水肿、鼓胀、膈噎、痰饮、痹痿、癫痫，乃至一切疮疡等，亦惟以六经统之乎？古今论杂病之书，五车何啻①，予未见有其以六经统此等病证者，又求诸仲景论中，无一及此等病证者，乃六经之不可以统万病也明矣！如其所谓奔豚、结胸、火逆、水逆、发黄、蛔厥等，皆伤寒误治之变证，或兼以杂病者已，非离伤寒而有之也。痉、湿、暍三种虽属杂病，均之外邪，故亦以太阳称之。若夫伤寒之为病，或寒或热，忽表忽里，固不可与杂病同日而论，故特设六经以辨其浅深、缓急。惟忠乃欲以统万病，不亦左②乎？

　　太阳病有伤寒、有中风，其脉、其证判然各异，治亦不同，不可不辨也。先辈诸公皆谓："风为阳邪，寒为阴邪。风邪伤卫，谓之中风。寒邪伤营，谓之伤寒。"虽然，

---

　　① 何啻：岂只。
　　② 左：斜、偏。

风之与寒均是一气合而不离者也。故冬月虽寒，无风则温；夏时虽热，有风则凉。此风送寒来，寒随风入故也。是以寒之伤人不能无风，而风之伤人亦不能无寒，岂有风唯伤卫而不伤营，寒唯伤营而不伤卫之理乎！况营卫等事，本仲景之所不言乎，其妄不辨而明矣。夫风、寒均是一气，至其感人，或为中风，或为伤寒者何也？盖以人之体气素有虚实之异，其所受之邪每从其虚实而化，其从虚而化者谓之中风，其从实而化者谓之伤寒。所以名之伤寒、中风者，以其恶寒、恶风也。虽然，恶风者，寒亦不得不恶之；恶寒者，风亦不得不恶之。风、寒互恶之，必然之势也。但无汗者之恶风，不如有汗者之恶风；有汗者之恶寒，不如无汗者之恶寒，此中风、伤寒之辨也。虽大段①若斯，然偏考诸论中，伤寒亦谓之中风，中风亦谓之伤寒。如"太②阳中风，脉浮紧""伤寒脉浮、自汗出""伤寒脉浮缓""伤寒汗出而渴""伤寒中风五六日"，不可枚举。由是观之，太阳病特表出斯二证者，本唯为分桂枝、麻黄两证之设已。故伤寒、中风四字，有指麻黄、桂枝证言之者，有通称外邪之证者。固不可一概而看，要顾其脉证如何而已，其题书曰《伤寒论》亦此义也，岂特指麻黄汤证言之乎？

中西惟忠曰："伤寒、中风惟是轻重之别已。谓其重

---

① 大段：重要、主要。
② 太：底本作"大"，据文义改。

者为寒，谓其轻者为风。寒曰伤，风曰中，亦惟轻重之别已。"正珍谓伤寒、中风宜以虚实言之，不可以轻重言焉。伤寒亦有轻重，中风亦有轻重，岂徒①谓伤寒轻者为中风、谓中风重者为伤寒而可乎？伤寒轻者，麻黄汤主之；重者，大青龙汤主之。伤寒既然，中风岂独不然乎？以意推之，所谓太阳病，头痛、发热、汗出、恶风者，是中风之轻者，虽初服桂枝汤，反烦不解者，先刺风池、风府，却②与桂枝汤者，是中风之重者。已故虽轻伤寒自③伤寒，虽重中风自中风，决不可以轻重言焉。故论曰："桂枝本为解肌，若其人脉浮紧、发热、汗不出者，不可与也。"岂非虚实迥异乎？

仲景《序论》实是感慨愤激之所发，所谓披心腹吐情素者，非后人之自序其书以希售者比也。但其"天布五行"以下，系叔和撰次之语，非仲景氏之旧也。谚所谓"貂不足，狗尾续之"者已。何者？"思过半"句，既为一篇结尾，而复起一段议论，是征一也。"天布五行"以下，文理不属，体裁迥别，是征二也。前称越人，后称扁鹊，亦非一人之口气，是征三也。后章讥时医之不求经

---

① 岂徒：难道只是。
② 却：再。
③ 自：仍旧，依然。

旨，务在口给①，是前章所悉②，仲景假令耄③也，亦岂如此其郑重④乎？是征四也。仲景论中未尝说五行、经络，后章乃说之，是征五也。仲景论中未尝以三部九候、明堂阙庭诊之，后章乃说之，是征六也。此论由"感往昔之沦丧"而起之，则文止于所起，为得其实，获麟⑤之义可征，是征七也。七征既得，奸⑥其⑦可掩哉！中西惟忠不知此义，并前章以为伪托文，可谓鲁莽矣。夫仲景事迹，范、陈二史⑧所不载，汉魏之文亦无及此者也。知其为东汉长沙太守者，特据其序论已。惟忠既以序论为伪撰，反言及东汉之时有张氏仲景者"身为长沙太守"，不知有何据焉？彼忌⑨夫撰用《素问》《九卷》等语，诬之以伪撰，弃而不取焉，然而"东汉长沙"四字，终不得不据其序论，真可发一笑。

《序论》中有撰用《素问》《九卷》《八十一难》《阴阳大论》等语，所谓《九卷》者，《灵枢》是也。《素问》次注，新校正曰："《素问》外《九卷》，汉张仲景及西晋王叔和只为

---

① 口给：口辩。
② 悉：详尽叙述。
③ 耄：年老。
④ 郑重：重复、反复多次。
⑤ 获麟：比喻著作的结尾。春秋鲁哀公十四年猎获麒麟，相传孔子作《春秋》至此而辍笔。
⑥ 奸：虚假。
⑦ 其：难道。
⑧ 范陈二史：指范晔《后汉书》及陈寿《三国志》。
⑨ 忌：猜忌。

之《九卷》，皇甫士安①名为《针经》，亦专名《九卷》。王冰名为《灵枢》。"《素》《灵》虽出汉人伪托，实有古语之可以取法考信②者。然而其书专以阴阳五行立论，加以五运六气之妄，不可不择也，故仲景氏亦惟撰用之。撰，择也，非撰述之谓也。《康熙字典》曰："撰与选同，择也。《周礼·夏官》：'群吏撰车徒。'"《正字通》曰："曹大家③班昭《东征赋》：'撰良辰而将行'。注：'撰'犹'择'也。"

《伤寒论》六经之名，盖据于《素问·热论》者也。其所谓太阳病刺风池、风府者，据于《素问·骨空论》刺法者也。其所谓发汗后脐下悸，以甘煉水④煮药者，据于《灵枢·邪客》篇半夏汤煎法者也。其所谓伤寒厥而心下悸，宜先治水，却⑤治其厥者，据于《素问·标本病传论》"小大不利治其标"之语者也。其他本于《素》《灵》者不少，孰谓仲景不撰用《素》《灵》哉！

《素问·阴阳应象大论》曰："治病必求于本"。又曰："形不足者温之以气，精不足者补之以味。其高者因而越之，其下者引而竭之"。"引而竭之"谓利水道也。《史记·高祖记》曰"汉王引水灌废丘"，《南史·齐武帝纪》："子时城内乏水，欲引水入城，始凿城内，遇伏泉涌出，用之不竭。"中满者，

---

① 皇甫士安：即皇甫谧，字士安。
② 考信：查考其真实。
③ 曹大家：即班昭，字惠班，又名姬，东汉女历史学家、文学家。
④ 甘煉水：即甘澜水，一作甘烂水，也称劳水，是古时一种特殊的煎药用水。
⑤ 却：再。

写之于内。其有邪者，渍形以为汗。其在皮者，汗而发之。"仲景用理中、四逆、建中、真武辈以补其不足者，用瓜蒂以越其高者，用猪苓、五苓辈以引其下者，用承气、泻心辈以写其中满者，用麻黄、桂枝辈以发其在表者，若其所谓心下有水气、胁下有水、胸中有热、胃中有邪气、胃中干燥、胃中不和、胃气不和、胃中有燥屎、胃中空虚、胃中虚冷、里有热、里有寒、热入血室、热结在里、热在下焦、热结膀胱、瘀热在里、寒湿在里、水结在胸胁、冷结在膀胱之类，皆所谓治病求于本者也。中西惟忠乃谓质诸终篇，未尝有本于《素》《灵》者，呜呼！何其疏漏之甚也。

仲景《序论》有脱字、有衍文、有误写、有错乱，宜据于《千金方》所引以订正焉。又其"汉长沙守南阳张机著"九字，宜从于《后条辨》①移诸篇首。

仲景所著《伤寒杂病论》合十六卷，盖主伤寒立论，附以杂病者也。然其书散逸不少矣，王氏叔和得残阙之余，撰次以传。林亿等所谓翰林学士王洙②于蠹简中得者是也。其题曰《金匮玉函要略方》者，后人推尊之美名耳。先是好事者分取其伤寒部，勒成十卷以行，乃今《伤寒论》是也。及林亿等校王洙所得之本，以其伤寒文与《伤寒论》同，而蠹余多缺略，故独取其杂病以下校定，

---

① 后条辨：即程应旄所撰《伤寒论后条辨》，成书于 1670 年。
② 洙：疑为"冰"之讹。

以成三卷，乃今《金匮要略》是也。故《金匮》之与《伤寒》本是一书，所谓《伤寒杂病论》者也。王焘《外台秘要》引《金匮》之所载以为《伤寒论》者，亦由此已。其不云《伤寒杂病论》者，省文乃尔。犹引用《千金要方》云《千金》、引《病源候论》云《病源》类，亦以其主伤寒立论故也耳。

叔和之撰次伤寒也，有释原文者，有挽其说者，有以三四字若①十余字加入原文者，玉石磊砢，淄渑溷淆②，失其本色者久矣。虽然，触类推例，参伍③考之，文字雅俗，法方邪正，焕④有差别，又何患其瞀乱⑤乎？是予之所以为删定，庶几使来学不眩叔和之奸矣。

《金匮要略》者，盖《杂病论》之遗也，然为叔和所撰坏，遂失真面目，其可信用者，十中之三四耳。

今之所传《伤寒论》，不啻失仲景氏之旧，亦失叔和之旧。脱简衍文、纰缪错乱，愈远而愈失其真，至其甚则有溷以杂病之文者，如太阳篇风湿条、少阴篇下利便脓血条、厥阴篇下利呕哕诸条是也。所谓"下利便脓血，桃花汤主之。""热利下重，白头翁汤主之。"皆今之痢病也，

---

① 若：或，或者。

② 玉石磊砢（luǒ kē），淄渑溷（hùn）淆：玉与石相累积，淄水和渑水相混淆。指原文与后参入文字相混杂。

③ 参伍：或三或五，指变化不定的数。《周易·系辞上》："参伍以变，错综其数。"

④ 焕：明显。

⑤ 瞀乱：紊乱，纷乱。

下利差后，至其年月日复发者，亦岂以伤寒言之乎？此类颇多，不可不择也。

厥阴篇亡而不传矣，叔和患其阙文，补以四章，所谓"厥阴之为病消渴"云云、"厥阴中风"云云、"厥阴病欲解"云云、"厥阴病渴欲饮水"云云是也。后人复患其若斯浅略，拾取其散落者，附以杂病之文。何以知其然也？盖厥阴者，阴证之极，至深而至急者也。其文虽缺，以意推之，"四肢厥逆、烦躁吐利、脉微欲绝"者，固不竢①言，如少阴篇所收吴茱萸汤、通脉四逆汤证是也。而今"厥阴"云云，四章无一及此者，其非仲景之旧可知也。《玉函经》才举此四章以充"厥阴"一篇，而不及下利、呕哕诸条，岂非叔和真面目乎？其"下利有微热"以下至"呕哕"等条，皆《金匮》之所载，非《伤寒》之文也，岂非后人拾取其散落者附以杂病之文乎？

辨脉法、平脉法、伤寒例、辨发汗吐下篇并系叔和补入，惟忠《名数解》辨之悉矣，我尚何言哉！

痓、湿、暍者，杂病也，不宜在伤寒部内，况《金匮》之所具备乎！

霍乱篇亦宜在杂病部内，然《金匮》之所逸②，姑存之也。

痓、湿、暍、霍乱等皆属杂病者也，而《伤寒论》中

---

① 竢：同"俟"，等待。
② 逸：散失。

并收之，可见今之《伤寒论》分取伤寒、杂病论以成编者矣。

世有仲景《金匮玉函经》者，其文与《伤寒论》大同小异，间有益于参考者，是亦古之好事者流，分取伤寒、杂病论以成编者已。林亿等《金匮要略》序曰："先校定《伤寒论》，次校定《金匮玉函经》。"《宋史·艺文志》曰："张仲景《金匮玉函》八卷，王叔和集，皆指此书而言。"平安①畑惟和②，字柳安者，著《斥医断》，论此书曰："今坊间所刻《玉函经》，清陈世杰伪撰，以欺夫小子亡识人矣。"予同僚望三英③《医官玄稿》④ 亦云："近岁有《玉函》出焉，不能无疑。"博雅君子，自辨真赝。吁！二子何疑《玉函》之甚也。

《伤寒论》数本，予独爱彼宋板者，以其文字鲜明，最古最正也。

成无己注本，药名下举气味注之，《仲景全书》亦复然，盖成氏所注，宋板则无矣，宜删去而复其旧。至于香

---

① 平安：指日本平安时代，794 年至 1192 年。
② 畑惟和：日本平安时期医家，通称柳安，号黄山。著有《斥医断》《辨温疫论》《腹诊录》等。
③ 望三英：即望月三英（1697－1769），日本江户时期医家，名乘，子君彦，号鹿门，江户考证学之先驱。
④ 医官玄稿：日本医家望月三英著，是考释中国汉代至宋元时期医学典籍及医家传记之作。

川修德①小刻本，并去皮、去节、切擘、炙熬等字一扫除之，可谓矫枉过正焉。夫所谓去皮、去节及切擘、炙熬等字，皆修制②之古法，最可遵用者也。彼必谓古方无有修制，果尔？炙甘草汤之"炙"字，亦以为后人妄添乎？于彼删之，于此存之，不免首鼠两端③。且如苦酒汤方，在于宋板则明白不竢解，在于小刻则决不可解也，以删去鸡子下"去黄"云云数字也。又如桂枝汤方，生姜则切之，大枣则擘之，所哎咀者，桂枝、芍药、甘草三味耳，故曰"右五味，哎咀三味"是也。成本少"三味"二字者，脱也，亦宜从宋板补入焉。修德云："既云右几味哎咀，则药味下切擘字尤属蛇足。"盖为成本所误也。

论中诸加减方后，皆有"本云某汤，今去某、加某"数语，"本云"二字，文义不明。考诸《玉函经》尽作"本方"，盖对今之所加减言之，亦尊古方之义也，宜从而改之。惟柴胡桂枝汤方后"本云"云云二十九字，麻黄杏仁甘草石膏汤方后"本云黄耳杯"五字，及生姜泻心汤方后"附子泻心"云云五十字，《玉函经》并无有之，全系后人之笔，宜删去以复其旧矣。

方名如桂枝汤、麻黄汤、大小柴胡、大小承气、青

---

① 香川修德：又名修庵或秀庵（1683－1755），字太冲，日本医家，著有《医事捷径》《医事说约》等。

② 修制：药物炮制。

③ 首鼠两端：犹豫不决、动摇不定。

龙、白虎、理中、泻心类，仲景以前古方也。如麻黄附子甘草汤、葛根黄芩黄连汤类，凡骈列药名者，及诸加减方，则仲景所自制者也。何以明之？《序》论曰："勤求古训，博采众方。"征一也。《论》曰："伤寒脉浮、自汗出、小便数、心烦、微恶寒、脚挛急，反与桂枝汤欲攻其表，此误也，得之便厥、咽中干、烦躁、吐逆者，作甘草干姜汤与之，以复其阳。若厥愈足温者，更作芍药甘草汤与之，其脚即伸。"是他医误用桂枝汤以为坏病者，仲景新制方以救之者也，故下"作"字以示其不古方，征二也。又如，云喘家作桂枝加厚朴杏子汤佳，亦示所加出于己也。旧本"渴"字在"加"字上者，传写之误也，论中绝无此例矣。又曰："发汗后身疼痛、脉沉迟者，桂枝加芍药、生姜各一两，人参三两，新加汤主之。"可见，桂枝汤之古方，而加减则出乎仲景氏。若不，则何以称"新加"，征三也。其他云"医以理中与之"、云"反与黄芩汤"、云"桂枝证"、云"柴胡证"之类，岂可以自制之方言之乎？浪华濑穆《伤寒论集诂》①业既有斯辩，唯语焉而不详，因复及此。

凡云桂枝汤主之、柴胡汤主之者，皆主其方以施治之谓，犹"俎以骨为主"《礼记》"文以气为主"《魏文帝·典论》。之主，如太阳病主桂枝施治，少阳病主柴胡施治类是也。至于其变证百出，兼以杂病也，或加或去，以合其

---

① 浪华濑穆伤寒论集诂：浪华濑穆，生平不详。《伤寒论集诂》，"据尚古堂抄本"作《伤寒证集诂》。

机变焉。呕加半夏、生姜，小便不利加白术、茯苓，喘家加厚朴、杏子，腹痛加芍药，大实痛加大黄，上冲加桂枝，恶寒加附子，惊加龙骨、牡蛎，有久寒加吴茱萸、生姜，及酒客、呕家减甘物，气逆而胸满去芍药以专桂枝之力之类是也。要顾其缓急何如已，岂徒随意而加减之乎？惟忠《名数解》乃强辩加减之难以为于今，胶柱鼓瑟、拘缚孰甚焉。若徒守一定之法，以临无定之病，其不为马服君之子①者几希②矣。惟其于小青龙汤、小柴胡汤、真武汤、通脉四逆汤、理中丸、四逆散等后载加减法者，皆后人依或字以所补，惟忠之辩悉矣。其四逆散则并本方后人所补，岂足取乎？岂足取乎？

《伤寒论》有青龙、白虎、真武三方，而无朱雀汤。近检《外台秘要》，适见"朱雀汤"名，因考其方，即十枣汤也，此知"朱雀"是"十枣"之别称，犹"理中汤"一名"人参汤""炙甘草汤"一名"复脉汤"矣。"朱雀汤"出《外台秘要》第八卷

昔人以四神命方者，非有高妙之理也。所以谓之青龙者，以麻黄之青也；所以谓之白虎者，以石膏之白也；所以谓之朱雀者，以大枣之赤也；所以谓之真武者，以附子

---

① 马服君之子：即战国时期赵国名将赵奢之子赵括，此处代指"纸上谈兵"的人。《史记·廉颇蔺相如列传》记载赵括在长平之战中，只知道根据兵书，不知道变通，结果被秦军大败。

② 几希：甚少，不多。

之黑也。后世说者傅①会阴阳五行以为有深理者，妄耳。青龙果为发散之义，则白虎为收敛之剂乎？白虎果以清凉命之，则真武为大寒之剂乎？其说之不通若斯！或问四神之说，余答以昔人之言，因附于此。

《礼记·曲礼》曰："行，前朱雀而后玄武，左青龙而右白虎。"孔颖达《疏》曰："朱雀、玄武、青龙、白虎，四方宿名也。玄武，龟也，龟有甲，能御侮用也。"陈澔②注曰："行，军旅之出也。朱鸟、玄武、青龙、白虎，四方宿名也，以为旗章。"

《正字通》③曰："郑氏曰：二十八宿环列于四方，随天西转。东方七宿，自角至箕，是为苍龙，以次舍言则房心为大火之中。南方七宿，自井至轸，是为鹑鸟，以形言则有朱鸟之象。"按：据《史记·天官书》考之，西方七宿，自奎至参，是为白虎。北方七宿，自斗至壁，是为玄武。

《渊鉴类函》④"星部"引张衡《灵宪》⑤曰："苍龙连蜷于左，白虎猛据于右，朱雀奋翼于前，灵龟圈脊于后。"

---

① 傅：通"附"，附着。
② 陈澔：字可大（1260—1341），号云住，人称经归先生。南康路都昌县人，宋末元初理学家、教育家。
③ 正字通：明代崇祯末年国子监生张自烈撰，是一部按汉字形体分部编排的字书。
④ 渊鉴类函：清代官府主持编纂的类书。
⑤ 灵宪：东汉张衡的天文著作。

又"龟部"引《纬略》①曰："元武即龟之异名。龟，水族也。水属北，其色黑，故曰元。龟有甲，能捍御，故曰武。世人不知，乃以元武为龟蛇二物。"按：以"玄"作"元"者，避康熙帝讳也。

《五杂俎》②曰："真武即玄武也，与朱雀、青龙、白虎为四方之神。宋避讳改为真武。"

《宛委余编》③曰："玄武避宋宣祖讳，故名真武。

《金匮要略》有越婢汤，《伤寒论》有桂枝二越婢一汤。"越婢"二字，古来无明解。成无己曰："谓之越婢者，以发越脾气，通行津液。《外台方》一名越脾，即此义也。"吴人驹④曰："越婢者，发越之力如婢子之职狭小，其制不似大青龙之张大也。"方有执曰："越，踰也，过也。婢，女子之卑者也。女子，阴也。卑，少也。"程应旄曰："越婢一中之石膏，不过取其阴凉之性，女奴畜之，非如大青龙汤之可以匹主也。驱遣唯吾，而左右供职，故曰越婢也。"喻昌曰："越婢者，石膏之辛凉也，胃得之则热化津生，以此兼解其寒。柔缓之性，比女婢犹为过之，可用之无恐矣。"五子者所辩，辩则辩矣，无乃过

① 纬略：宋代高似孙撰，内容主要为辑录、考据经史学之疑义。
② 五杂俎：明代谢肇淛撰，是一部说古道今、分类记事的笔记著作。
③ 宛委余编：明代王世贞撰，文字考证之书。
④ 吴人驹：清代医家，字灵雅，安徽休宁县人。生平不详，著有《医宗承启》六卷，现有刊本行世。

凿①乎？以子观之，以其方本得于越国之婢，从而为名耳。岂有深理邪？白居易诗曰："越婢脂肉滑，奚僮眉眼明。"又有汉婢、燕婢语，并见唐人诗中。又按《国语》曰："厉王得卫巫。"注曰："卫巫，卫国之巫也。"可知越婢即越国之婢矣。余既著此说，后得《伤寒溯源集》读之，越婢之解暗符余说。然彼谓仲景尝以此方疗越人之婢故名，杜撰亦甚哉！

大小柴胡、半夏泻心、生姜泻心、甘草泻心、旋覆代赭诸方，皆去滓再煮，昔人未分晓其义。按以上诸汤皆有呕、噫等证，呕家不欲溷浊之物，强与之必吐，故半煮去滓，再煎以投，取其气全而不溷浊，可谓和羹调鼎②之手段矣。

《五杂俎》曰："药中诸果皆称名，于枣独加大字，明小者不足用也。"

小腹之小，诸本多作少者，非也。《素问·脏气法时论》曰："大腹、小腹痛。"可见，小腹对大腹而言矣。

自汗，不发而出也。自利，不下而利也。如云小便自利，法当不利，反快利如常者也。非遗尿失禁之谓也。

伤寒者，为风寒所中伤也，通于四时言之，岂独冬时之寒能中伤于人乎？《千金方》七物黄连汤条有"夏月伤寒"语。

---

① 凿：穿凿附会。《孟子·离娄下》："所恶于智者，为其凿也。"
② 和羹调鼎：烹调技术高超。此处比喻煎煮药物手段高明。

《语》①曰："工欲善其事，必先利其器。"药材，其医工之利器乎，不可不明也。今之从事医方者，率②措而不讲③，虽欲善其事，得乎？

仲尼曰："政宽则民慢，慢则纠之以猛，猛则民残，残则施之以宽。宽以济猛，猛以济宽，政是以和。"《左传·昭公二十年》余谓医之疗病亦复若斯矣。有可攻而不攻，邪气益实者；有可救而不救，精气益夺者。救虚以宽，攻实以猛，古之人有行之者，仲景是也。若夫④唐宋以还诸医及我朝诸先达，其不偏于攻补者几希矣，孰知宽猛相济之妙哉？

郑子产谓子大叔曰："夫火烈，民望而畏之，故鲜死焉。水懦弱，民狎而玩之，则多死焉。"《左传·昭公二十年》

今也天下之民，死乎养营益气之说久矣。医之偏于温补者，可不懼乎！

虚、实二字，有指柔弱、刚强言者，有指有余、不足言者。柔弱、刚强者，常也。有余、不足者，变也。《素问·刺志论》曰："气实形实、气虚形虚者，此其常也，反此者病。谷盛气盛、谷虚气虚者，此其常也，反此者

---

① 语：即《论语》。
② 率：大都。
③ 措而不讲：弃置而不探求。措：弃置；讲：探求。
④ 若夫：发语词，犹"至若"。

病。"岂非云柔弱、刚强乎？又《通评虚实论》曰："邪气盛则实，精气夺则虚。"岂非云有余、不足乎？有余则为热，不足则为寒，盖以人之体气有强弱之异，所受之邪，每从之而化，寒热虚实之所以由而起也。又有一时之虚不必补而复者，如栀子豉汤，虚烦；甘草泻心汤，胃中虚；大承气汤，表虚里实类是也。又如亡血虚家之虚，指其常实而言者也。又有因治之逆以致虚实者，因虽不同，其为变则一也。故剂①姜、附以救其虚寒，剂消②、黄以攻其实热，虚实之不可以不疗也若斯矣。中西惟忠不知虚实之有常变，妄谓"实者，邪气之盛也。攻之以草木虫石。虚者，精气之夺也。养之以谷肉果菜。"证以《素问》语痛斥补虚之说。殊不知《素问》所谓"养精以谷肉果菜"者，则所以养常而非处变之术③矣，故惟曰养精，不曰补虚也。惟忠乃欲以养常之法以应于变，不亦愚乎。且考诸仲景《论》中则曰："发汗病不解，反恶寒者，虚故也，芍药甘草附子汤主之。"又曰："脉微而恶寒者，此阴阳俱虚，不可更发汗、更下、更吐也。"又曰："下之后，复发汗，必振寒、脉微细。所以然者，以内外俱虚故也。"是皆语变者也。若于此虚寒证不曾与姜、附之剂，亦惟强以谷肉果菜乎，其不夭人天年④者几希矣！《老子》曰："天之道，损有余，补不

---

① 剂：配伍、配制。

② 消：通"硝"，硝石。

③ 处变之术：此处代指治疗方法。

④ 天年：自然的寿命。

足。”“补写说”其来也尚①矣。

《论》中“胸”字有指心部者，有指心下者。人惟知心部为胸，不知心下亦为胸也。《论》曰：“心下满而硬痛者，此为结胸。”又曰：“但结胸，无大热者，此为水结在胸胁也。”又曰：“小结胸病，正在心下。”方、程、喻诸人并未会此义，妄改经文“心下”字作“心上”或“心中”，其诬先贤、误来学，罪何浅鲜耶？此皆指心下为言者也，盖结胸之为结也，正唯在心下，非通一腹而然，则不得名曰“结腹”也。故隶②诸胸部以名结胸已，亦犹以胃隶肠，称云胃中有燥屎类。其治结胸之方，名曰陷胸者，取诸陷下以平之也，盖陷下胸邪之义耳。

写心汤数方，皆为痞而设。按：痞是气结之名，论所谓气痞者是也，故治痞曰“写心”，乃输写心气之义。《金匮》“写心汤”条所谓心气不定者，可征矣。“不定”今本作“不足”，非矣。心下痞硬是证，心气不定是因。若夫伤寒下之后为痞者，亦是阳邪内攻而气为之痞者已。成无己《明理论》曰：“谓之泻心者，泻心下之邪也。”果尔③，宜云“泻心下汤”。不则④于义为难训矣。

“写心”之写，即输写、陈写之写，非补泻之泻也，

---

① 尚：古，久远。

② 隶：附属，属于。

③ 果尔：果真如此。清王士禛《池北偶谈·谈异五·赵廷鑪》：“果尔，当娶某氏女，妻汝。”

④ 不则：否则。

惟以其音同，通作"泻心"已。《思旧赋》①曰："停驾言其将迈兮，遂援笔而写心。"张华②诗曰："是用感嘉贶，写心出中诚。"陶潜③诗曰："何以写心，贻此话言。"又按《毛诗》④曰："既见君子我心写兮"，《传》⑤曰："输写其心也"。

《论》中云无大热者数件，皆以无表热而言。惟忠曰："大即大表之大，非大小之大也。"然以一"大"字训为"大表"，吾未知何据焉。古云英雄欺人，信非虚言也。

清便、清谷之"清"，当作"圊"字读。注家或以清便为小便清，以清谷为清水完谷者，非也。中西惟忠《辩正》曰："下利清谷，当读为二句也。下利，总而言之。清谷，其目已。"清与圊通，清便、清血、清脓血、清水皆同。谷，完谷也。清谷连用，乃完谷不化，下泄之义。下利便脓血，及续得下利清谷不止，果二句，故读为一句者非矣。《周礼·玉府》"亵器"注："清器、虎子之属。""清、圊通用旧矣"骊忠云。

合病、并病、脏腑、三焦、营卫、诊脉、日数诸说，

---

① 思旧赋：魏晋时期文学家向秀为怀念故友嵇康和吕安所作之赋体文。
② 张华：字茂先（232－300），范阳方城（今河北固安县）人，西晋文学家、诗人、政治家。
③ 陶潜：即陶渊明，字元亮，号"五柳先生"。
④ 毛诗：即《诗经》。
⑤ 传：即《毛诗古训传》，是现存最早的完整的《诗经》注本。

千古愦愦①，大道蓁②塞。惟忠氏辞而辟之，廓如也③。可谓人豪矣。

古今言④《伤寒论》者亡虑⑤数十百家，说非不精也，解非不详也。率皆逞议论而遗⑥治术，至于修治、合和、煎服、禁忌等法，则漫不留意，或谓古方无有修制，或谓药有写而无补，言理则明明，临事则惘惘，遂启世人谓"古方不宜今病"之端，有志之士，真可愧死焉。

仲景事迹与其所著书，《后汉书》《三国志》并不载，其详不可得而考也。知其为东汉长沙太守者，特据其序论已。因涉猎群典之次⑦，苟有及此者，随见随抄，以备考证。

《晋书·皇甫谧传》曰："华佗存精于独识，仲景垂妙于定方。"

皇甫谧《甲乙经·序》曰："汉有华陀、张仲景。"又曰："仲景《论》广《伊尹汤液》为数十卷，用之多验。近代太医令王叔和撰次仲景选论甚精，指事施用。"

---

① 愦愦：烦乱，纷乱。

② 蓁（zhēn 真）：荆棘。

③ 辞而辟之、廓如也：用言辞辩驳斥、澄清。廓如：澄清。《孟子·法言》"吾子篇"："古者杨墨塞路，孟子辞而辟之，廓如也。"

④ 言：议论，谈论。如《史记·廉颇蔺相如列传》："赵括自少时学兵法，言兵事。"

⑤ 亡虑：大略，大约。

⑥ 遗：遗弃，舍弃。

⑦ 次：间，际。

又曰："仲景见侍中王仲宣，时年二十余。谓曰：君有病，四十当眉落，眉落半年而死，令服五石汤可免。仲宣嫌其言忤，受汤勿服。居三日，见仲宣，谓曰：服用否？仲宣曰：已服。仲景曰：色候固非服汤之诊，君何轻命也？仲宣犹不言。后二十年果眉落，后一百八十七日而死。终如其言。"

《隋书·经籍志》曰："《张仲景方》十五卷，《疗妇人方》二卷。梁有张仲景《辨伤寒》十卷、《疗伤寒身验方》一卷、《评病要方》一卷。"

《唐书·艺文志》曰："王叔和《张仲景药方》十五卷，又《伤寒卒病论》十卷。"

又于"志宁传"曰："《本草》所载郡县多在汉时，疑张仲景、华佗窜记其语，别录者"按：《本草纲目》"泽漆"条："时珍曰：汉人集《别录》"，盖本于此。

唐贾公彦《周礼》疏曰："案张仲景《金匮》云：神农能尝百药。"《天官·疾医》条。按此说，唐时既有《金匮》之名。

《本草》"序例"引《名医别录》曰："惟张仲景一部最为众方之祖。"按：《别录》者，梁陶弘景所著。

宋林亿等《校正·序》①曰："张仲景，《汉书》无传，见《名医录》云：南阳人，名机，仲景乃其字也。举孝廉，官至长沙太守，始受术于同郡张伯祖。时人言识用

---

① 校正序：即《伤寒论》序。

精微过其师。所著《论》，其言精而奥，其法简而详，非浅闻寡见者所能及。自仲景于今八百余年，惟王叔和能学之。"按：《名医录》不知何人所著，《唐书·艺文志》曰："甘伯宗《名医传》七卷。"《医说》曰："如本朝《太平圣惠》《乘闲集》《神巧万全》《备见崇文》《名医别录》。"

又曰："开宝中，节度使高继冲曾编录进上，其文理舛错，未尝考正。历代虽藏之书府，亦阙于雠校，是使治病之流，举天下无或知者。国家诏儒臣校正医书，臣奇续被其选，以为百病之急，无急于伤寒。今先校定张仲景《伤寒论》十卷，总二十二篇，证外合三百九十七法，除复重定有一百一十二方，今请颁行。"

又《金匮要略方论·序》曰："张仲景为《伤寒杂病论》，合十六卷。今世但传《伤寒论》十卷，杂病未见其书，或于诸家方中载其一二矣。翰林学士王洙在馆阁日，于蠹简中得仲景《金匮玉函要略方》三卷，上则辩伤寒，中则论杂病，下则载其方并疗妇人。《文献通考》曰：《金匮玉函经》八卷，仁宗朝王洙得于馆中。以其伤寒文多节略，故取自杂病以下，终于饮食禁忌，凡二十五篇，除重复，合二百六十二方，勒成上中下三卷，依旧名曰《金匮方论》。"友人冈西养亭曰："此序所谓伤寒文多节略者，想当仲景本色，惜哉，其不传于世矣！"

宋李昉等撰集《太平广记》第二百十八卷曰："何颙

妙有知人之鉴。初，郡张仲景总角①造颙。颙谓曰：君用思精密，而韵不能高，将为高医矣。仲景后果有奇术。王仲宣年十七时过仲景，仲景谓之曰：君体有病，宜服五石汤。若不治，年及三十当眉落。仲宣以其赊远②，不治。后至三十，果觉眉落。其精如此，世咸叹颙之知人。出《小说》

《医说》曰："后汉张机，字仲景，南阳人也，受术于同郡张伯祖，善于治疗，尤精经方。举以孝廉，官至长沙太守，后在京师为名医，于当时为上手。时人以为扁鹊、仓公无以加之也。"出《何颙别传》及《甲乙经》《仲景方论序》。又曰"王叔和，高平人也，博好经方，尤精诊处。洞识摄养之道，深晓疗病之源。采摭群论，撰成《脉经》十卷，篇次《张仲景方论》为三十六卷，大行于世。"出张湛《养生方》，按：张湛，东晋人也。又曰："方勺《泊宅编》曰：或问渴而以八味丸治之，何也？对曰：汉武帝渴，张仲景为处此方。"

宋马端临《文献通考》曰："仲景《伤寒论》十卷。晁氏③曰：汉张仲景述，晋王叔和撰次。按《名医录》云：仲景，南阳人，名机，仲景其字也。举孝廉，官至长沙太守。以宗族二百余口，建安纪年以来，未及十稔，死

---

① 总角：古代称八九岁至十三四岁的少年。
② 赊远：遥远。
③ 晁氏：即宋代晁公武，撰有《郡斋读书志》。

者三之二，而伤寒居其七，乃著论二十二篇，证外合三百九十七法，一百一十二方。陈氏^①曰："其文辞简古奥雅，又名《伤寒卒病论》，凡一百一十二方。古今治伤寒者，未有能出其外者也。"

《宋史·艺文志》曰："张仲景《金匮玉函》八卷，王叔和集。《金匮要略方》三卷，王叔和集。"

《三国志演义》^② 第六十回，"张松反难杨修"条曰："修又问曰：蜀中人物何如？松曰：文有相如之赋，武有管乐之才，医有仲景之能，卜有君平之隐，九流三教出乎其类、拔乎其萃者，不可胜纪，岂能尽数也。修又问曰：方今刘季玉手下如公者，还有几人？松曰：文武全才、智勇足备、忠义慷慨之士，动以百数，如松不才之辈，车载斗量，不可胜数。"按：陈寿《三国志》不载此说，惟《吴志·孙权传》注："文帝曰：吴如大夫者几人？赵咨曰：聪明特达者八九十人，如臣之比，车载斗量，不可胜数。"

明方有执《伤寒条辨》曰："张松北见曹操，以其川中医有仲景为夸。以建安言之，则松亦仲景时人。"

明赵开美《仲景全书》"医林列传"曰："张机，字仲景，南阳人也，受业于同郡张伯祖，善于治疗，尤精经方。举孝廉，官至长沙太守，后在京师为名医，于当时为上手。以宗族二百余口，建安纪年以来，未及十稔，死者

---

① 陈氏：即宋代陈振孙，撰有《直斋书录解题》。
② 三国志演义：当是《三国演义》，亦名《三国志通俗演义》。

三之二，而伤寒居其七，乃著《论》二十二篇，证外合三百九十七法，一百一十二方。其文辞简古奥雅，古今治伤寒者，未有能出其外者也。其书为诸方之祖，时人以为扁鹊、仓公无以加之，故后世称为医圣。"又曰："王叔和次《张仲景方论》为三十六卷，大行于世。"

明李濂《医史》曰："张机，字仲景，南阳人也。学医术于同郡张伯祖，尽得其传，工于治疗，尤精经方，遂大有时誉。汉灵帝时举孝廉，官至长沙太守。"按：此下载何颙、王仲宣事及宗族二百余口云云，乃著《伤寒卒病论》等说，文多不录。

明凌迪《知万姓统谱》曰："张机，长沙太守，时大疫流行，治法杂出，机著《伤寒论》《金匮方》，行于世。"

《渊鉴类函》第二百六十七卷曰："《何颙别传》曰：张仲景过山阳王仲宣，谓曰：君体有病，后年三十当眉落。仲宣时年十七，以其言远不治。后至三十，疾，果落眉。"按：《后汉书·何颙传》无此说。又第三百二十二卷曰："《汉书》云：张机，字仲景，南阳人也，受业于同郡张伯祖，善于治疗，尤精经方，所著有《伤寒论》三十二篇，为后世方脉之祖。"按：《汉书》无此文。

《说郛》①第百卷："吴郡虞汝明《古琴疏》曰：张

---

① 说郛：元末明初学者陶宗仪所编纂，内容多选录汉魏至宋元的各种笔记汇集而成。

机，字仲景，南阳人，受业于张伯祖，精于治疗。一日入桐柏觅药草，遇一病人求诊，仲景曰：子之腕有兽脉，何也？其人以实具对，乃嶧山穴中老猿也。仲景出囊中丸药畀之，一服辄愈。明日，其人肩一巨木至曰：此万年桐也，聊以相报，仲景斫为二琴，一曰古猿，一曰万年。"

按：《琴经》十四卷、《广博物志》四十七卷、《古琴记》及《佩文韵府》等亦载此。

附一　图南先生嗣出书目

《伤寒考续编》

《伤寒考外编》

《伤寒温疫一病辩》附脉经

《行余漫笔》

卖弘所　江户池端书肆须原屋伊八

附二 新订序论

伤寒杂病论集

汉　长沙守南阳张机　著

论曰：余每览越人入虢之诊，望齐侯之色，未尝不慨然叹其才秀也。怪当今居世之士，曾不留神医药，精究方术，上以疗君亲之疾，下以救贫贱之厄，中以保身长全，以养其生。但竞逐荣势，企踵权豪，孜孜汲汲，惟名利是务，崇饰其末，而忽弃其本，欲华其外而悴其内。皮之不存，毛将安傅焉？进不能爱人知物，退不能爱躬知己。卒然遭邪风之气，婴非常之疾，患及祸至，而方震栗。身居厄地，蒙蒙昧昧，蠢若游魂。降志屈节，钦望巫祝，告穷归天，束手受败。赍百年之寿命，将至贵之重器，委付凡医，恣其所措。咄嗟呜呼！厥身已毙，神明消灭，变为异物，幽潜重泉，徒为啼泣。痛夫！举世昏迷，莫能觉悟。自盲若是，彼何荣势之云哉？余宗族素多，向余二百，建宁纪年以来，犹未十稔，其死亡者，三分有二，伤寒十居其七。感往昔之沦丧，伤横夭之莫救，乃勤求古训，博采众方，撰用《素问》《九卷》《八十一难》《阴阳大论》《胎胪》《药录》，并《平脉》《辨证》，为《伤寒杂病论》，合十六卷，虽未能尽愈诸病，庶可以见病知源，若能寻余所集，思过半矣。

附三　书新订序论后

　　长沙氏《序论》，从曾经叔和之搀，人或无取焉，或甘受其侮焉。于今千又余年，未见有一人之能觉之者矣。图南先生深患①之，著辩辟之，且据《千金方》所引以订正焉。雪长沙千载之冤，不亦愉悦乎！《伤寒考》刻成，因请附之，以广其传。若其建安作建宁，说具《续考》中，览者请莫致讶焉。

　　　　　　　　　　　　门人武州北根宇野恒朋谨撰

---

①　患：忧虑。

桑 韩 笔 语

桑韩笔语序

　　宝历①岁舍甲申②之时，朝鲜国信使③实来修聘礼
也。当是之时，都下④学士大夫莫不通刺⑤操觚⑥，与其
学官、书记唱酬⑦赓和⑧。图南菅公⑨宗俊亦与焉，其
适⑩蕃馆⑪凡⑫十二次，辑录其诗文笔语若干篇，题曰
《桑韩笔语》。每会制述官、良医、三书记、武官、伴
倘⑬、小童等，往复探讨，颇数百条，其猥杂⑭烦冗者，
自以为土苴⑮，芟删⑯几尽。夫朝鲜与吾大东壤地不相

---

　　① 宝历：日本年号，在宽延之后，明和之前，指 1751 年 10 月到
1764 年 6 月期间。
　　② 甲申：1764 年。
　　③ 信使：又称通信使，遣日韩使，遣日使。为 1607 年至 1811 年时
朝鲜派遣往江户幕府（日本）的使节。
　　④ 都下：京都。
　　⑤ 通刺：出示名片以求延见。刺，名片。
　　⑥ 操觚（gū 估）：指写文章。觚：木简。
　　⑦ 唱酬：作诗词互相酬答。
　　⑧ 赓（gēng 更）和：续用他人原韵或题意唱和。庚：连续。
　　⑨ 图南菅公：即山田正珍（1749—1787），姓菅氏、名正珍、字玄
同、又字宗俊、号图南，书斋名杏花园。日本著名儒医。
　　⑩ 适：到。
　　⑪ 蕃馆：招待外宾的馆所。
　　⑫ 凡：总共。
　　⑬ 伴倘：大多是三使臣的亲属子弟，或随行观光，或侍奉左右。
　　⑭ 猥杂：繁杂、杂乱。
　　⑮ 土苴（jū 居）：渣滓、糟粕，比喻微贱的东西。
　　⑯ 芟（shān 山）删：删除、除去。

接，语言不相通，然至其心效华夏之文雅，力追风骚之绝响，则钧①之而已矣。是以自非以笔换舌，雄辨解颐②，安能可得交两国之欢哉？笔语之不可以已③也，盖如斯乎。是书缮写竣�而后舍之几④侧不顾，因书贾⑤某频来恳请，遂乃许上木⑥。图南菅公世官医业，麟屿先生⑦之遗爱，藏书万卷，人称富有矣。此行也，韩人⑧每见图南，赞其颖脱敏捷，以奇童称焉。良医亦惊其少年才学优长，特达轩岐之道，兼明本草之学，而数谓后生可畏也。宜哉！家学之所由出，固得其宗。麟屿先生初见于徂来翁⑨，委质⑩于吾师春台先生⑪，而图

---

① 钧：通"均"，相同、相等。《孟子·滕文公上》："经界不正，井田不钧。"杨伯峻："钧、均，古字通用。"

② 解颐：开颜欢笑。

③ 已：止。

④ 几：小或矮的桌子。

⑤ 书贾：书商。

⑥ 上木：刊刻出版。

⑦ 麟屿先生：即江户幕府医官麟屿正朝，山田正珍之祖父。

⑧ 韩人：又称"韩民""三韩子孙""三韩后裔"，包括了今天的朝鲜人和韩国人。

⑨ 徂来翁：即荻生徂徕（1666 - 1728），名双亲，字茂卿，幼名传二郎，通称总右卫门。姓物部、荻生，号徂徕，又称物徂徕。将军纲吉的侍医方庵之子，日本江户时代中期儒学家，古学派之一萱园学派创始人。

⑩ 委质：拜人为师。

⑪ 春台先生：即太宰春台（1680—1747），又号紫芝园，信州饭田人，荻生徂徕弟子，日本德川时期的儒学思想家，萱园古学派的代表人物之一。其通晓经学和近世汉语，精于经济学。

南公亦为余疏附，是故余深感其有渊源，以忘其①固陋，应需叙其梗概尔。

东都稻垣长章②稚明父识

鄱阳山元礼书

---

① 其：我。
② 稻垣长章：字稚明、号白岩，东都人，太宰春台之弟子。

题桑韩笔语言

余同僚山田氏之子宗俊，年仅十六，风神秀朗，学渊夙成。是岁之春，奉教会韩使于东都本愿寺数日。每见笔锋旁午①，藻思②秀发③，抵掌④高谈，旁若无人。一时诸彦莫不皆曰：山田氏有子殊善。观世之接见韩使者，惟宿构⑤是愿，加酿自旧本，语意相戾，画虎类狗，甚至乃至私情塾师，伺鼻息以进退，叹浅之甚。如丈夫也壮举亦极矣，若夫宗俊之业，则寥寥乎无以求焉，则岂可与此辈同日而论哉？比之武事，可谓杀将搴旌⑥之手矣。《笔语》辑录寸绪，捧而顾余，令有言。余既已于宗俟氏之业，深服其敏捷，遂弁⑦一言于卷端，且使读者乃知是编与流俗之笔语者大有径庭云尔。

宝历甲申初夏
医官　邨冈彭题

---

① 旁午：亦作"旁迕"。交错，纷繁。汉代王褒《洞箫赋》："气旁迕以飞射兮，驰散涣以逫律。"《汉书·霍光传》："受玺以来二十七日，使者旁午，持节诏诸官署徵发。"颜师古注："一从一横为旁午，犹言交横也。"

② 藻思：做文章的才思。

③ 秀发：指植物生长茂盛。《诗·大雅·生民》："实发实秀。"

④ 抵（zhǐ指）掌：击掌，指在谈话中的高兴神情。

⑤ 宿构：预先构思、草拟。

⑥ 搴（qiān千）旌（jīng精）：拔取敌方旗帜。

⑦ 弁（biàn变）：即弁言。书籍或长篇文章的序文、引言。

宝历甲申春，朝鲜国王遣其通政大夫赵曮①、通训大夫李仁培、金相翊等来聘，制述官、书记、良医等从焉。正珍辱蒙政府之允，往馆数日，其赠答笔语如左。

官医山田正珍识

---

　　① 赵曮（yǎn 眼）：（1719－1777）号济谷，朝鲜后期的文臣，著有《海槎日记》。

桑韩笔语

宝历十四甲申二月二十三日，造①鸿胪馆②与良医慕庵③笔语。

名　刺

不佞④姓菅原氏山田，名正珍，字玄同，一字宗俊，号图南，年十六。

仆姓李名佐国，字圣甫，号慕庵，完山人，三十一。

呈朝鲜良医慕庵

海东遥指凤皇城，彩鹢⑤锦帆春水清。闻说韩山多异草，知君国手动英名。

东都官医山田正珍拜

复慕庵

仆以良医之名来，此则诗之唱和，非其⑥所掌，与之论医理可矣。

---

①　造：拜访。

②　鸿胪（lú 卢）馆：建造于平安时期，用于外交的迎宾馆。

③　慕庵：即朝鲜医者李佐国，字圣甫，号慕庵，完山人，时年 31 岁。

④　不佞：谦辞，犹言不才。

⑤　彩鹢（yì 义）：古代常在船头上画鹢，着以彩色，此处借指船。鹢：水鸟名。

⑥　其：我。

禀图南

贵邦人许浚所著《东医宝鉴》①，我国既刊行焉，而有不可识者若干，左书之，愿示其形状。

松鱼俗方　鲢鱼　土桃蛇　木头菜　榍树　蓝藤根

가ㅅ새，今蓝漆云云

复慕庵

仆亦未详其形状，蓝藤当作藤蓝，即蓼蓝也。

禀图南

经络之说，贵邦以何书为据乎？敝邦多用滑伯仁《十四经发挥》及李梴《入门》② 等。虽然，诸说纷纷如无皈一③者。余有好古之癖，周览古经，而于经络唯《内经》《甲乙经》而已，高明以为如何？

复慕庵

君能好古，则君之术其庶④乎古人哉！经络一从《内经》，则至矣、尽矣！

禀图南

《灵枢经》有"骨度篇"，所以定俞穴之分寸也。故骨度一误，而俞穴亦误，俞穴误则害人也必矣。然诸家所注异同不皈一，于是余著此书一篇，名曰"骨度辨误"，非

---

① 东医宝鉴：朝鲜综合性医书，许浚等编撰。成书于1610年，刊行于1613年。

② 入门：即李梴所撰《医学入门》。

③ 皈（guī归）一：归依。

④ 庶乎：将近于。

敢求名于异邦，伏愿①先生一览之后，正其所误，增②其不足者，若有可采，乃冠一语于卷首，则岂唯赵璧③哉！别有"经穴解""经脉解"等，而未脱稿，则难致君之览，可恨④！

复慕庵

如得间暇，则一览后有为耳。

禀图南

劳瘵一证，古今为难治，于先生当有神楼⑤之妙剂，为仆示之敢请⑥。

复慕庵

凡劳有五，而瘵者指其甚者而言也。古人之论多端，有自上而损者，此指心肺也。有自下而损者，此指肝肾也。又有中州不足，土不生金，金气亏者矣。损其肺者，当益气补脾，东垣补中益气汤主之。损其心者，虚则皈脾汤⑦，热则心肾无⑧主之。损其肝者，皈茸汤⑨主之。损其

---

① 伏愿：表示愿望的敬辞。

② 增：补。

③ 赵璧：即赵国和氏璧。比喻无价之宝。

④ 恨：苦于不能，表示急切地盼望做成某事。

⑤ 神楼：此处比喻珍藏。

⑥ 敢请：殆受日语语法影响，动词置于句末。

⑦ 皈脾汤：即归脾汤。

⑧ 心肾无：疑为"心肾丸"。心肾丸，《类证治裁》方，治水火不交、虚劳盗汗。

⑨ 皈茸汤：疑为"归茸汤"。归茸汤，《万病回春》卷七，药用鹿茸、当归。

肾者，地黄丸、辰丹①之属主之。然愚意断曰，不出于阴阳二气。何也？夫阴虚乃水弱，阳虚乃火衰也，其治之法不过滋阴健阳补三法②而已，未知为何？

禀图南

长石日光产，方言由基石、理石出羽产，方言寒水石，二种皆本邦之产也，与贵邦之产异同如何？

复慕庵

同

禀图南

《东医宝鉴》"本草卷"药品名题之上，或有置"唐"之一字者，不知何故耶？

复慕庵

"唐"字乃不产于敝邦，而取自中华来者矣。

禀图南

日将暮，明日更③来。

复慕庵

怅怅④之余，而明日又来，何幸！何幸！

二十四日，与良医慕庵笔语。

---

① 辰丹：疑为"拱辰丹"。《补阙肘后百一方》卷十八，药用鹿茸、山茱萸、当归、麝香。

② 滋阴健阳补三法：不辞，"补"字后疑有阙文。

③ 更：连续，接续。

④ 怅怅：失意的样子。

禀图南

畴昔①始谒青眼，幸得闻长桑君②之辨，欣喜曷罄！再来谨侯③动履④。

复慕庵

昨初接芝眉⑤，眉目清秀，真日南少年奇才也！君去有怅怅之心，雨中芬来，有欣喜之心。

禀图南

《金匮要略》"甘草粉蜜汤"中之"粉"，何物？

复慕庵

"粉"既葛粉也，葛粉能生津补胃，而用之于衄病者，温治之法也。

禀图南

人参制法可得闻乎？

复慕庵

人参本无制法，贵邦之医每发此说，似是误闻矣。

禀图南

人参决无制术乎？

复慕庵

决无制法矣！

---

① 畴昔：往日，从前。

② 长桑君：战国时神医，此处喻高明的医术。

③ 侯：疑为"候"。

④ 动履：起居作息。

⑤ 芝眉：眉宇有芝采，书信中用作称人容颜的敬词。

禀 是日①携广东人参试问图南

此参名广东人参，贵邦有之乎？

复慕庵

无有，决非参。

禀 此时慕庵自腰间出人参以示　图南

此参无制乎？不制恶能②如是③美形矣？

复慕庵

参本是美形，《本草》曰"金井玉栏④者"，是也。

禀图南

《本草》曰，人参采作甚有法矣。似有制法。

复慕庵

于是慕庵传参制一法，别记秘家。

禀慕庵

公能好轩岐与刘张朱李⑤，则庶登于此人之门，可贺！

复图南

余好轩岐之学，犹啖甘蔗⑥。

---

① 是日：这一天。
② 恶能：怎么，何。
③ 如是：如此，这样。
④ 金井玉栏：药材横切面上，外圈白色，中心黄色成淡黄色，习称金井玉栏，亦称金心玉栏。
⑤ 刘张朱李：指金元四大家刘完素、张从正、朱丹溪、李东垣。
⑥ 啖（dàn 但）甘蔗：化裁"倒吃甘蔗"之典故，比喻渐入佳境。

禀慕庵

公之人物佳详①，兼以聪明之才，况又妙年②乎。每见贵国之医，专务才③胜德，而不务德胜才矣。须幸④益⑤读《素问》与刘张朱李之书，不求利而以济生活人为己任，则日东之医具几哉。而公之后其长乎，俺之此言实由衷曲⑥，公须勉哉。

禀 时列席诸君见慕庵药垄⑦，余亦见之，故有是言也。

慕庵

敝邦以礼仪为卒身，而惟我圣上专以诚信交诸邻国，俺是信行之人也，其在交际之道，秦蜀何异。古人曰"知无不言"，况同术之人乎！君以妙年能法⑧上古之人，真奇哉！奇哉！学医之道不在多览，而惟在专功于一经，幸须至诚精详，刻意⑨深究轩岐之方，可谓良医也。且贵邦之药材，制法大过，此无他，徒修文辞，不务实地之致。

---

① 详：通"祥"，吉祥。《左传·成公十六年》："详以事神，义以建利。"

② 妙年：指少壮之年。

③ 才：能力。

④ 幸：副词，表明对方的行为使自己感到幸运。唐代柳宗元《柳河东集》："乃幸见取。"

⑤ 益：增加。

⑥ 衷曲：心中、内心。

⑦ 药垄：即"药笼"，盛药的器具。

⑧ 法：仿效。

⑨ 刻意：潜心致志，用尽心思。

更望另念于此，以济元元①之苍生，岂非积德乎！管见②
如此，更论高明处为何？

复图南

辱③闻先生之直言，虽与赏誉，何敢当乎！药制当
如示。

二十六日，与良医慕庵笔语。

禀图南

李先生足下无恙否？诗云"一日不见如三秋兮"，今
者仆不见先生有焉，实为恨。

复慕庵

数日不见，心以为恨，惠此来临，欣喜！欣喜！公之
所撰"骨度论"，深得古人之旨，可贺！可贺！俺以不才
敢④序，心甚不安。

禀图南

"骨度辨误"之序，多谢！多谢！夙志⑤已遂，曷堪
雀跃！

禀图南

《千金方》芫花散中"栾荆"，《金匮要略》鳖甲丸中
"赤消"，何物乎？

---

① 元元：善良。
② 管见：从管中窥物，喻目光短浅，见闻不广。此处为自谦之辞。
③ 辱：谦辞，表示承蒙。
④ 敢：谦辞，冒昧的意思。
⑤ 夙志：平素的志愿。

复慕庵

栾荆，蔓荆也。赤消，芒消也。

禀以一叶兰问之，一名马兰，汉名未详。　　**图南**

此草叶之名如何？

复慕庵

吾非博物君子，何以辨之？

良医馆内与李民寿笔语　民寿，正使伴人通德郎，能通医理云，故笔语。

仆姓山田，名正珍，字玄同，号图南，十六岁。

仆姓李，名民寿，号三桂。

禀以万年青叶问之图南

此物贵国之名如何？

复三桂

此乃采药军①事，何以知乎？

禀图南

古之医皆自采药，今别有采药家，则似不用古之教②。

复三桂

医何以采药之事乎？

禀图南

《千金方》曰"医自采药"，昔在神农为医而采药，何别有采药人耶？

---

① 军：士兵。
② 古之教：古人的教育。

复三桂

神农尝药，故亲日①采药了。

禀图南

然则，医而不学神农之道乎？

复三桂

为将者，军兵之面目皆知之事乎？

禀图南

余不言军兵之事，今也天下和平。医自采药，一木一草皆校诸《本草》，而为治病之具，则非古之教乎？别有采药军事，余以为背②古，如何？如何？

复三桂

古云"用药如用兵"，同云。

禀图南

贵邦之医人无采药之事，则似不用神农轩岐及思邈诸家本草之学。我日本医家，学本草，详药物，仆辈亦然，不同贵邦之说，高意以我为如何？

复三桂

贵国医者皆知药样而为务，此药丸何药乎？

禀图南

何只以知药样为务乎？凡辨药之真赝者，医家之要

---

① 日：疑"自"字。
② 背：背离。

也。如贵邦之说，则皆委①之采药家，采药家如无眼，则真不可知、赝不可辨，遂是令生人为死人，亦不可知，岂非医之无眼乎？如是药丸，数药混同之物，仆非龙树②则何以辨耶？未见诸家本草有辨药丸之教。

三桂与慕庵耳语久矣，然遂不对，默然而去。

二十八日，会制述官、三书记。

不佞姓菅原氏山田，名正珍，字玄同，号图南，年十六。

呈朝鲜学士秋月南公　　姓南名玉，字时韫，号秋月，宜宁人，年四十三。

西海遥浮画鹢槎③，悠悠使节动龙蛇。忽闻笙笛落天外，鸾凤飞来高馆花。

东都官医山田正珍拜

席上和④菅原少年

河路初穷博望槎，仙装谁识洞宾蛇。王人忽到梅香下，尝草囊中笔有花。

秋月

呈朝鲜书记龙渊成公　　姓成名大中，字士执，号龙渊，昌宁人，年四十四。

---

① 委：委派，把事交给别人办。
② 龙树：即龙树菩萨。
③ 槎（chá 差）：木筏。
④ 和（hè 赫）：以诗歌酬答。

相逢高馆此游陪，新见翩翩书记才。何厌二州言语异，粲然彤管^①彩花开。

东都官医山田正珍拜

和奉山田图南

三山晼晚^②列仙陪，参术羞非入垄^③才。海上单方元自秘，许君^④亲透道门开。

龙渊

呈书记玄川元公　姓元名仲举，字子才，号玄川，原城人，年四十六。

春风二月满华堂，挥笔英才名自香。遥识鸡林文物盛，幸令我得握琼章^⑤。

东都官医山田正珍拜

和山田图南

盈盈一树暎华堂，得意东风采早香。更有轻烟低点缀，十分花气蔼含章。

玄川

呈书记退石金公　姓金名仁谦，字子安，号退石，安东人，年五十八。

---

① 彤管：杆身漆朱的笔。
② 晼（wǎn 挽）晚：太阳偏西，日将暮。
③ 垄：犹"笼"，指药笼。
④ 许君：指许浚，朝鲜医家，撰有《东医宝鉴》。
⑤ 琼章：对诗文的美称。

使节翩翩向日东，才名灿烂满花宫。羡君神骏疾如鸟，千里挥鞭气自雄。

东都官医山田正珍拜

和菅原图南韵

卢鹊高名擅海东，春风访客梵王宫。年才二八诗才捷，他日骚坛①鼓角雄。

退石

次原韵酬秋月南公见和

轻风吹暖满仙槎，才子论文抱龙蛇。忽得高歌金石调，阳春白雪笔生花。

图南

次原韵酬龙渊成公见和

此日何图此得陪，相逢难和郢中才。鸿胪馆里春风坐，双凤城东彩笔开。

图南

次原韵酬玄川元公见和

彩鹢临东水堂堂，新声秀句暗飞香。羡君书记元清藻，此日相逢论词章。

图南

---

① 骚坛：诗坛。

次原韵酬退石金公见和

李花片片凤城东，柳色青青绕梵宫。堪爱使君琼什①富，彩毫挥处识才雄。

图南

叠　和

新叶朝朝放槁槎，晚风轻燕蹴旗蛇。才郎乍别还相见，飘得庭梅第几花。

山田图南再赠诗，年绝十六，人与词俱可喜爱，遂题便面②以和之。

小华秋月

医王门外几年陪，强似兰成射策才。坐处余香凝不散，清筵今复为君开。

龙渊叠和题图南扇

再和山田图南

喜子重寻竹院东，青眸笑对古禅宫。稚年妙语青囊③术，不独骚坛彩藻雄。

退石

叠和图南

雨后池塘绿映堂，杏花低落燕泥香。仙郎再到禅楼

---

① 琼什：对人诗文的美称。
② 便面：扇面。
③ 青囊：古代医家存放医书的布袋，此处代指医学。

静，对榻殷勤问乐章。

玄川

禀图南

尝闻延享①聘使书记李君答吾曹曰："朝鲜乐制，世宗大王令朴㙤②㓱③成者矣。"余未见其谱，愿写一二曲示。

复退石

乐曲自有伶人，非仆所言。

禀图南

先生之年几何？

复秋月

长者，不敢问年。

禀图南

不知年则不可谓亲交，所以敢问也。

复秋月

长于君二十九岁，君不知事④长者之礼乎？

禀图南

仆于先生犹父，故问其年，何谓不知礼乎？

复秋月

不知年则不以为长者，无怪，既知年则敬之礼也。

廿九日，笔语于良医慕庵。

---

① 延享：日本年号，指 1744 年到 1747 年的期间。
② 杜㙤（ruǎn 软）：朝鲜古代音乐家。
③ 㓱（chuàng 创）：同"创"。
④ 事：服侍。

禀图南

足下无恙否？

复慕庵

深问多荷。君欲见大口鱼乎？时以大口鱼示余

禀图南

此鱼本邦俗名"太良"。

禀图南

《三纲行实》① 中海菜、米香如何？香附子皆用童便制乎？

复慕庵

海菜者，海甘霍之类也。米者，米也，香者，香也。香附子如示，故一名便香草。

三月一日，会制述官、二书记及良医。

禀图南

闻适有微恙，快②否？

复秋月

客来相邀，强疾寒坐，甚觉不健，闷闷。

禀图南

《蒙求》③ 之书，贵邦只有徐子光《补注》④ 乎？李瀚

---

① 三纲行实：古代朝鲜的伦理书籍。
② 快：舒服。
③ 蒙求：中国古代儿童启蒙教育的教材。
④ 补注：即《蒙求补注》，宋代徐子光撰。

原本亦犹有乎？是乃贵国之本曰《蒙求分①注》，李瀚撰，原本是乎？

复秋月

《蒙求》有原本，有补注。原本自有注，不必言今注。此书当是我邦人所撰。其人所居与事迹未详知。

同席，与洪默斋笔语。

仆姓洪名善辅，字圣老，号默斋，丰山人，年五十，愿闻君之姓名。

仆姓山田名正珍，字玄同，号图南，十六岁。

席上题山田图南扇面

仙风道骨自何来，扇面题诗对客催。坐前明月相思夜，飒飒清飚满袖开。

默斋

席上次默斋先生惠韵

千骑翩翩万里来，八鸾将将暖风催。鸿胪始识丰山客，彩笔新诗便面开。

图南

禀图南

公之扇坠似琥珀者，何？

复默斋

琥珀也。

① 分：疑为"今"之讹，下秋月复语"今注"。

禀图南

岂有不取苃①琥珀哉，是伪造也，无诬人。

复默斋

飞禽中有凤皇②，有凡鸟，亦类也。

禀图南

人目前题凤字，识是题午字，何讥人之甚呼！

复默斋

非讥人也，欲辨琥珀也。

禀

然则，公之扇坠非凤凰而凡鸟，非琥珀而伪造也。

（默斋笑而不答）

三日，与学士、书记笔语。

禀图南

贵恙快否？

复退石

犹未快瘳③。

禀图南

夜来，平安否？

复秋月

病未愈，不服水土之病，药亦无验，惟有皈④耳。请

---

① 苃：疑为"效"字。
② 凤皇：即凤凰。
③ 瘳：痊愈。
④ 皈：归。

一诊脉体如何？

稟图南

诊详之微数而带浮，不足敢为患。然药治无怠小疗，"为虺弗摧，为蛇将若何①"？

复秋月

君十六岁能知脉，可谓夙成②。

稟秋月

僧因静，知之乎？

复图南

旧相识也，因静善笛，仆能苾③，故日亲。

稟秋月

君与因静一来，吹笛吹苾，以解我客愁④。

复图南

虽欲令先生闻之，非仆所业，故辞。我国所传之乐，皆隋唐以前诸曲，不失其谱，如《韶》《虞》《象》《武》⑤及王昭君临河诸曲，俨然备焉。又所传有高丽谱，其声甚堪爱，大异贵邦骑吹⑥之音。想古先圣王之乐，幸而不丧

---

① 为虺（huǐ 会）弗摧，为蛇将若何？：比喻不乘胜将敌人歼灭，必有后患。此处指病患初期要及时治疗，否则变为重证就难治了。语出《国语·吴语》。虺，小蛇。

② 夙成：早成，早熟。

③ 苾：一种乐器。

④ 客愁：行旅怀乡的愁思。

⑤ 韶虞象武：古代乐名。

⑥ 骑（qí 齐）吹：古代军中一种骑在马上演奏的器乐合奏。

我国耳。顾君夫不健羡①乎?

复秋月

不闻,恨恨!闷闷!

于学士馆内,与小童金龙泽笔语。

小童足下姓名如何?

复

姓金名龙泽,细柳营门之人,二十四岁。

禀 《旧事本纪》②:"神功皇后征三韩时,树三枝矛于王门而凯旋。"曾闻今犹存焉,故问之。 图南

闻韩王之门,树三枝之戈,大几何③?

复龙泽

吾在距千里之外,闻之而已,未见。

禀图南

其戈之有,决无疑乎?

复龙泽

无疑。

五日,与书记退石笔语。

禀图南

我国有佛法而自贵国来云,不知贵邦亦盛乎?

---

① 健羡:非常仰慕。健:甚,非常。

② 旧事本纪:即《先代旧事本纪》,编纂于日本平安初期的一部史书。

③ 几何:多少。

复退石

自新罗至高丽，佛法咸行矣。我大祖康献大王①以为其无父无君，虚无寂灭之教，极加严禁，方今②有若干僧徒，不得接迹③于士流间，屏居④山间。

禀图南

韩退之⑤《佛骨表》，高意如何？

复退石

万古文章，万古正道。

禀退石

贵邦以佛法为何如耶？

复图南

上策⑥非仆辈可言。

退石正色曰："少年多谋。"

与学士之仆笔语.

禀图南

为余书谚文⑦。

---

① 康献大王：即朝鲜王朝的开国之君李成桂，字君晋，号松轩，即位后更名李旦。

② 方今：如今，现在。

③ 接迹：足迹前后相接，形容人多。

④ 屏居：隐居。

⑤ 韩退之：即韩愈，撰有《论佛骨表》。

⑥ 上策：良策。

⑦ 谚文：朝鲜语字母。

复

诺（学士之仆人所书谚文略）

禀时龙渊读《徂来文集》《春台文集》，故问之。**图南**

徂来之文章如何？《春台集》之序，仆友人稻垣稚明所缀也，文辞如何？

复龙渊

徂来文辞可谓日东巨匠，而学术大误。《春台集》及序亦可谓日东之巨擘矣。

八日，与良医慕庵笔语。

禀图南

起居平安，幸甚幸甚。今日也，万里之别，深觉怅然。

复慕庵

君我一般①。

与学士、三书记笔语。

谨 启

邂逅数日，幸得诸君之琼章者数多，藏巾笥②为家珍，何喜如之。然再会无期，河梁③之思可悲矣耳。兹缀俚语以叙别意，或④赐和，幸甚。山田正珍顿首⑤，谨呈学士、三书记诸公旅窗下。

---

① 一般：一样。
② 巾笥（sì 四）：即巾箱。
③ 河梁：借指送别之地。
④ 或：表示假设。倘若，假使。
⑤ 顿首：常用于书信、名帖中的敬辞。

奉送秋月南公皈国

春风催暖自东来，韩使向西皈路开。遥识楼舡浮碧海，锦帆无恙釜山隈。

图南

次图南别诗

绮树春鹦日日来，碧桃花下觜衿①开。离愁直与长天远，明月归云积水隈。

秋月

送三书记皈国

桃李花开离别筵，阳关一曲益堪怜。送君春日还西海，杨柳青青转怅然。

图南

和图南别韵

半眉日日鹿鸣筵，雏凤奇毛绝可怜。明月西皈云北去，一天离思更茫然。

龙渊

留别图南

逢筵无几是别筵，柳色烟堤折可怜。白玉盈盈长入望，百年南北只茫然。

玄川

---

① 觜衿（zījīn 资金）：指鹦鹉。

和山田图南送别韵

海国春寒饯客筵，离鸿别鹤揔堪怜。不堪来日钟山北，桑域回头路渺然。

退石

禀图南

仆将去，别情不可言，他日相思，应逢梦里，何如？何如？

复秋月

别情如海。

与军官春风笔语 号四方未通姓名，直云云。

禀春风

足下见我人之骑射乎？

复图南

见之，愿闻其人之名。

禀春风

我国无人不善骑射，何以一二之名曰之？

复图南

我国无人不善武术，故至奴隶之辈，无一不佩剑，何啻骑射乎？

禀图南

闻朝鲜王门树矛，形状如何？

复春风

三枚之物是也。

禀春风

吾居永川三十八代，连为将相，家藏书七千卷，有三十八代世传之册，且有天下已烧之余册，岂非可贵乎？

复图南

农黄之书、孔圣之卷亦多有之矣。仆先君麟屿先生，年十三而有神童之名，博究群书、善诗赋，故国家命列诸儒官新，赐二百石，名声□①甚，无人不言东都出神童。于是藏书万有余卷，今尚有之，只怅无已烧之册。洙泗②之道，卿家其盛哉。

禀春风

孔子遗宅今犹在阙里③，门揭揭以金字曰："明并日月，德比天地。"我国之人每岁往见，如贵国岂不沓沓乎④？

复图南

何欺人之甚乎！仆每读孔安国⑤书之序，终叹孔宅之乌有。何晏⑥亦曰："古论出孔氏壁中"，已藏壁中之物，

---

① □：此处阙一字。
② 洙泗：代指孔子及儒家。孔子在洙泗之间聚徒讲学，故以"洙泗"代之。
③ 阙里：孔子故里。
④ 沓沓乎：语多貌。
⑤ 孔安国：孔子第十一代孙，字子国（约前156—前74）。西汉儒家学者，经学家。
⑥ 何晏：字平叔，（190－249），南阳宛（今河南南阳）人，三国时期魏国玄学家。

不坏可得乎？吁，何欺人之甚也！

禀春风

坏说果有之，而其后王即修本宅于阙里，君以坏说为疑，不知有孔子之遗宅，可谓所见孤露①矣。可叹！可叹！

复图南

后王修宅之说果有之，何足为珍乎？吾国东都昌平乡，有圣庙名大成殿。春秋二时，令林祭酒设释奠，奏尧舜先圣之雅乐，祭仪肃然诚如神在。假令阙里有孔子之遗宅，终丧先圣之礼乐，亦何足为珍？可叹！可叹！我圣庙之左有坂名"昌平坂"，旁有桥名"昌平桥"，即仆之居处也。闻贵国人一岁一拜阙里圣庙，岂不沓沓乎？如仆亦得日拜大成殿，岂非可尊尚乎？

春风默然而退

---

① 孤露：疑为"孤陋"之讹。

总 书 目

本　草

淑景堂改订注释寒热温平药性赋

临证综合